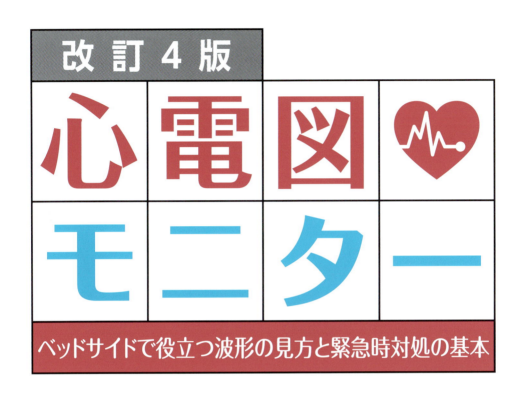

ベッドサイドで役立つ波形の見方と緊急時対処の基本

監修：谷村仲一／編集：武田　聡

へるす出版

序　文

　小学生のころ，父の診察室で，初めて心電図波形を見た。心電計から流れ出る波形を見て，「この機械で心臓の動きを読み取る」という父の言葉には不思議な感じがした。あれから 60 年，基本的には心電図波形は変わらない。

　日進月歩の ME 機器，画像から得られる情報には驚くべき進化があるが，その画像は年々大きく変化する。しかし，心電図波形には大きな変化がなく，今後も変わらないだろう。

　第 1 版の心電図モニターの波形は，熱ペンが記録したものを自分でトレースして描きあげた。その後，波形は第 2 版で，へるす出版の佐藤氏の努力により，コンピューターを使ったより整ったより綺麗な波形となった。

　心電図波形に基本的な変化はないが，その解釈をめぐっては学問的に進歩がみられ，心電図モニターの出版を続けるためには，新しい知識が豊富な指導者にバトンを渡す必要があった。

　今回，東京慈恵会医科大学主任教授　武田聡先生がこのバトンを受け継いで下さることとなり，心電図モニターの出版が続けられることとなった。学問的により確実な出版物となり，出版事業が継続されること，武田聡先生と佐藤枢氏に衷心より深謝致します。ありがとうございました。

2018 年 2 月 7 日

谷村　伸一

編集にあたって

　私が医学部卒業直後に研修をしていた病院の循環器病棟スタッフステーション
に，表紙に心電図波形が印刷されたカラーの素敵な本が置かれていた。その本は
心臓の電気の流れをカラーでわかりやすく図解してあり，当時，非常に斬新な内
容に衝撃を覚えたのをつい先日のように鮮明に覚えている。実はそれが谷村先生
の初版「心電図モニター」であった。医師になり循環器医を志して歩み始めたば
かりだった当時の私は，この初版「心電図モニター」から本当に多くを学ばせて
いただいた。またその後循環器医になってからも，スタッフへの心電図モニター
波形勉強会のときなどによく参考にさせていただいていた。

　あれからすでに30年。今回，へるす出版佐藤枢様のご紹介により，初版から
「心電図モニター」のご執筆を続けてこられた谷村伸一先生に代わり，改訂4版
の編集作業を担当する機会をいただいた。書籍全体の構成も，心停止波形，頻脈
性不整脈（心室性から上室性），徐脈性不整脈などと，可能なかぎり重症度の高
い心電図波形から扱うようにした。また近年，薬剤や機器による疾患そのものの
治療については目覚ましい進歩を遂げており専門性も高く，今回は心電図モニ
ター波形の見方や解釈の仕方をメインな内容として，扱う内容も大切な事項に絞
らせていただいた。さらにこれまでのA4判を今回はB5判に小さくして，臨床
現場でもすぐにご覧いただけるように工夫した。新しくなった「心電図モニター」
が，少しでもみなさんのベッドサイドでの心電図モニター波形判読にお役立てい
ただけたら幸いである。

　最後に，今回の貴重な機会をお与えいただいた谷村伸一先生，へるす出版佐藤
枢様に御礼申し上げたい。

2018年2月

武田　聡

監修者・編集者

監　　修：谷村　仲一（医療法人 タニムラ医院）

編　　集：武田　　聡（東京慈恵会医科大学 救急医学講座 主任教授）

編集協力：佐藤　浩之（東京慈恵会医科大学 救急医学講座）

　　　　　　大塚　洋平（東京慈恵会医科大学 救急医学講座）

初版の序文

　臨床は実践の連続であり，そこでは判断力が武器である。知識は判断する力であり，根気は実行する力である。

　ICU，CCU における心電図監視が重篤な患者の不整脈死を著しく減少せしめたことは揺るぎない事実であるが，ICU，CCU のみでなく，最近ではあらゆる場所に心電図モニターが設置され，心電図監視が行われている。この心電図監視上最も大切なことは，流れゆく波形を正しく読み取り，その波形から心臓の拍動状態を理解し，患者がどのような病態下にあるのかを知ることであるが，臨床上より重要なことは，その時点での状態の理解に加えて，次の時点での状態をも予測し，今，何をなすべきかを正しく判断し対処することである。心臓の拍動がわずか 8 秒停止すれば，患者は意識を失ってしまうということを念頭に，根気ある監視を続けて緊急事態の発生のみならず，その前兆をもとらえて正しく対処しなければならない。

　心電図監視はモニターを見て正しく理解し，そして正確に対応できて初めて完全といえる。したがって，本書ではモニター上に流れる波形の解説のみならず，特にその対処のし方に重点をおいて筆を進めた。深い知識をもって心電図を詳細に解読することよりも，広い知識をもって心電図モニターを見て，正確かつ迅速に対応し救命することが最大の目的である。

謝　辞

　本書の執筆にあたり，御指導と御校閲を賜りました 京都市立病院循環器内科部長 遠藤直人先生に深甚の謝意を表します。また，日々の臨床面より御協力頂いた 京都第二赤十字病院救命救急センター内科 岡嶋寛，北川靖両先生に感謝するとともに，出版に際し大変お世話になった へるす出版 佐藤枢，村山千恵両氏に感謝致します。

1986 年 12 月

著者しるす

第 2 版の序文

　心電図モニターの監視は，窓の外を眺めて，走り行く車を見ながら，車種を見分けることと同じである。別の例をあげると，目の前を行く女性の持つバッグを見ながら，あれはケリーズバッグ，あれはビトン，あれはキタムラと見分けることと同じである。決して難しいことではないし，不整脈の種類は，車やバッグの種類よりうんと少ない。しかし，興味がなければ，興味を持って，ポイントを押さえて見なければ，車やバッグの種類がわからないように，ポイントを押さえてモニターを見なければ，流れ行く心電図波形を，いつまでも正しく読み取ることができない。

　本書は 1987 年に初版以来，10 万部のロングセラーとなった「心電図モニター」を，17 年振りに改訂したものである。一人でも多くの人に，心電図モニターに興味を持っていただくことを最大の目標として，ポイントを絞って解説した。モニターを見つめるあらゆる人のために，上室性不整脈，心室性不整脈，そして次に，リエントリー性不整脈と解説するなど，本書独特の構成となった。このような解説は，専門家の目には奇異に映るかもしれない。しかし，本書は，難解な不整脈を専門的に解読するための専門書ではなく，あくまで入門書である。心電図モニターを理解する上では，このような構成が，話し手にとって最も説明しやすく，又，聞き手にとって最も理解しやすい，という経験をもとにあえて採用したものである。

　振り返れば，旧「心電図モニター」初版本は，救命救急センター勤務時代，ひと時代もふた時代も前に書き下ろしたものであったが，今回も付記した「緊急対処のための基本的手技」に関しては，できるだけ新しい ACLS のスタンダードに沿って加筆修正した。あらゆる救急の現場において，本書が少しでも役に立てば幸いである。本書を読み終えた後，エビデンスに基づいて作成されたマニュアルに従って，正しい医療を展開してゆくことが大切であるが，「心ある医療」を，あわてず，速やかに進めることが何より大切である。

　モニターを流れ行く波形をしっかりと見つめる目で，ある時は，窓の外の小枝の間を行く風を見るという，ゆとりある心で，心電図モニターを見つめて頂きたい。

2004 年 1 月
著者　谷村　伸一

　　本書の改訂にあたり，御指導と御高閲を賜りました 京都府立医科大学救急医療部・循環器内科 沢田尚久先生に
　　深甚の謝意を表します。また，モニターを見つめる目で貴重な意見を寄せてくれた息子達に感謝するとともに，今
　　回も大変お世話になった，へるす出版 佐藤枢氏，そして，私のすべてを支えてくれている薫に心より感謝します。

第 3 版の序文

　1987 年（昭和 62 年）に心電図モニター初版を発行して 24 年の歳月が流れた。第 1 版は約 100 頁 500g に満たない軽量で，余白の多い仕上がりであった。モニター周辺での書き込みも可能なノート型に近い製本であったが，16 刷まで増刷された。2004 年，第 1 版に続いて，時代にあった加筆を行い，第 2 版を出版した。薬剤についての記述を加えた第 2 版は重い本となった。

　今回，第 3 版を発行するにあたり，日進月歩で進歩する薬剤について，また，年々変化する緊急対処の基本的手技の施行手順については触れないこととし，軽量化をはかった。

　IT 化の進むペーパーレスの時代にあっても，あえて発行させていただく以上「手元に残る本」とするため，原点に戻り，書き込みを行って「自分のノート」として残していただけるよう，右上段に MEMO 欄を設けた。記録や想い出を残すことにおいて，やはり紙は大切である。

　心電図監視にあたるあらゆる医療関係者に心電図モニター入門書として活用され，かつ，永く手元に残していただければ幸いである。

　　大津波による大きな被害を受けた製紙・印刷業界，その全国的な混乱の中で，出版に精力的にご尽力いただ
　　いた へるす出版事業部 佐藤枢氏に衷心より深謝いたします。また，今回の改訂に当たり，助言，校閲をいた
　　だいた，長男洋平の竹馬の友，山口真一郎先生に心から感謝いたします。ありがとうございました。

平成 23 年 4 月から 5 月シチリアに旅した後に
医学博士：谷村伸一

改訂4版 心電図モニター

I章　心電図モニターの基本的事項　1

1 心電図モニターの誘導 ———————————— 2
2 心電図の基本的波形 ———————————— 4
3 正常洞調律 ———————————————— 6
4 洞性頻脈と洞性徐脈 ———————————— 8
　　• 不整脈を理解するための解剖学的知識 ———— 10
　　• リエントリーについての知識 ——————— 11
　　• 標準12誘導心電図検査 ————————— 13

II章　心停止の4つの波形　17

1 除細動が必要な2つの波形　心室細動／無脈性心室頻拍 ——— 18
2 除細動の適応のない2つの波形　無脈性電気活動／心静止 —— 20

III章　頻脈性不整脈　23

1 心室性不整脈　心室頻拍 ————————— 24
2 心室性不整脈　非持続性多形性心室頻拍 ——— 26
3 上室性不整脈　心房細動 ————————— 28
4 上室性不整脈　心房粗動 ————————— 30
5 上室性不整脈　上室性頻拍 ———————— 32
6 上室性不整脈　WPW症候群 ——————— 34
7 上室性不整脈　偽性心室頻拍 ——————— 36
　　• カテーテルアブレーション ———————— 38

IV章　徐脈性不整脈　41

1 洞房ブロック ——————————————— 42
2 1度房室ブロック ————————————— 44
3 2度房室ブロック Type1（Wenckebach型）—— 46
4 2度房室ブロック Type2（Mobitz II型）——— 48
5 高度房室ブロック ————————————— 50
6 3度房室ブロック（完全房室ブロック）———— 52
7 洞不全症候群 ——————————————— 54

目 次

V章　ペースメーカー　　57

1　人工ペースメーカー　　58
2　ペーシング不全　　60
3　デマンドペースメーカー　　62
4　DDD ペースメーカー　　64
5　両心室ペーシング（心臓同期療法；CRT）　　66
6　ICD と抗頻拍ペーシング　　68
7　CRT-D　　70
　• ペースメーカーの知識　　72

VI章　その他の不整脈　　73

1　上室性期外収縮　　74
2　心室性期外収縮（散発性）　　76
3　心室性期外収縮（頻発性）　　78
4　心室性期外収縮（二段脈，三段脈）　　80
5　脚ブロック　　82
6　複雑な不整脈（1）　　84
7　複雑な不整脈（2）　　86

VII章　波形の変化をとらえる　　89

1　虚血　心筋虚血と ST 部分の変化　　90
2　虚血　心筋梗塞の経過と ST，T の変化　　92
　• 冠動脈の検査と治療の知識　　94
3　電解質異常　血清カリウム値と T 波の変化　　96
4　心房負荷　左右の心房負荷と P 波の変化　　98

VIII章　緊急時対処の基本的手技　　101

1　自動体外式除細動器　　102
2　電気ショック　　104
3　経皮ペーシング　　107
4　経静脈ペーシング　　108

モニター波形一覧　112／索引　115

心電図モニターの
基本的事項

I

1 心電図モニターの誘導

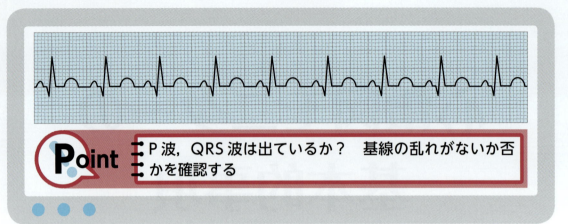

Point P波，QRS波は出ているか？ 基線の乱れがないか否かを確認する

♥ 電極の貼り付け

　心電図モニター時の誘導は一般の標準12誘導とは異なり，下図のような三点胸部誘導が一般的である．電極はディスポーザブルのものが使用されるが，電極の貼り付け位置を変えると当然波形は大きく変化する．したがって，心電図モニター中は電極の位置をチェックする必要がある．

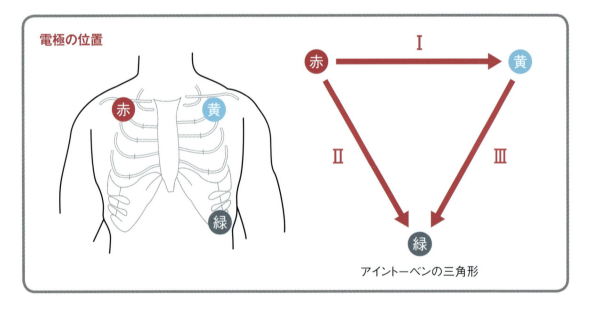

電極の位置

アイントーベンの三角形

　四肢誘導は2極間の電位差を示す双極誘導で，I誘導，II誘導，III誘導はそれぞれ図のアイントーベン（Einthoven）の三角形の→のような方向を示す．一番心臓に近い方向はII誘導であり，心電図モニターを装着したときには基本的にはII誘導を表示させ，心電図をモニタリングする．

I章 心電図モニターの基本的事項

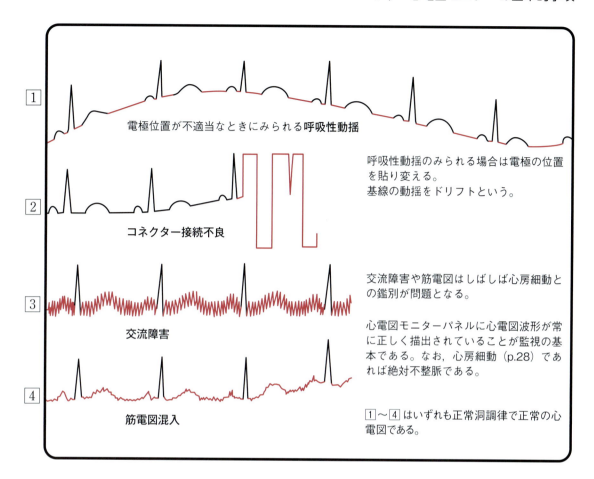

● 病的ではない異常波形

電極の貼り付けなどに十分注意しなければ，上図のような病的ではない異常波形が出現し正しい心電図波形が出ない。病的ではない異常波形が出現したときは速やかにその原因をみつけ，対処する必要があるが，無線式の心電図モニターではこのほか，アーチファクト（artifact）と呼ばれる電波妨害による異常波形が混じることもある。

● ハム（hum）

何かの原因で交流（AC）が心電図に混入した状態を交流障害（ハム）の混入という。

● 筋電図混入

とくに筋電図の混入は心房細動と見誤りやすい。

2　心電図の基本的波形

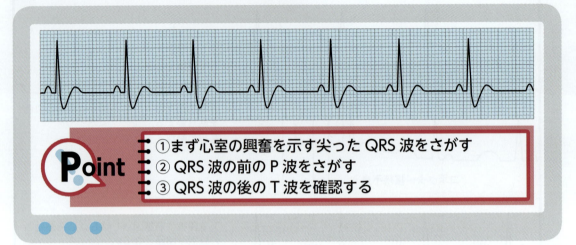

Point
① まず心室の興奮を示す尖った QRS 波をさがす
② QRS 波の前の P 波をさがす
③ QRS 波の後の T 波を確認する

P，Q，R，S，T，U はそれぞれ P-QRS-T-U の 4 つのグループに分けられるが，P-QRS-T は正常な心電図上で比較的容易に見分けられる。しかし U と名づけられた最後の小さな波は出現しないこともあるし，確認できないこともある。

基本形 -P 波 -QRS 波 -T 波

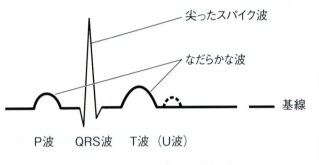

それぞれの波が立ち上がるもとの線を基線という。

心電図の名称

　心電図にみられる波はアルファベットの ABCD……の途中 P，Q，R，S，T，U をもって表現される。心臓は上部に位置する左右の心房と下部に位置する左右の心室に分けられるが，一番最初の波である P 波は上部に位置する心房の興奮（脱分極）を示す。また心電図上にもっともシャープな尖ったスパイク波としてみられる QRS 波は，心室の興奮（脱分極）を示す。したがって，心房に関する P 波の異常を伴う不整脈を上室性あるいは心房性といい，心室のみに関する不整脈は心室性という。なお，QRS 波の後にみられる緩やかな揺れは T 波と呼ばれ，心室の再分極を示し，さらに T 波に続く低い緩やかな波は U 波と呼ばれる。

心電図モニターのポイント

　心電図モニター上もっとも大切なことは，QRS 波であれ，QS 波あるいは QR 波であれ，心室の収縮を示す幅の狭い大きなスパイクが 1 分間に 60 個前後出現しているか否かである。モニターをみるときは，まず幅の狭い大きなスパイクの QRS 群をみつけ，それに伴う P 波，T 波などを識別していく。

Ⅰ章 心電図モニターの基本的事項

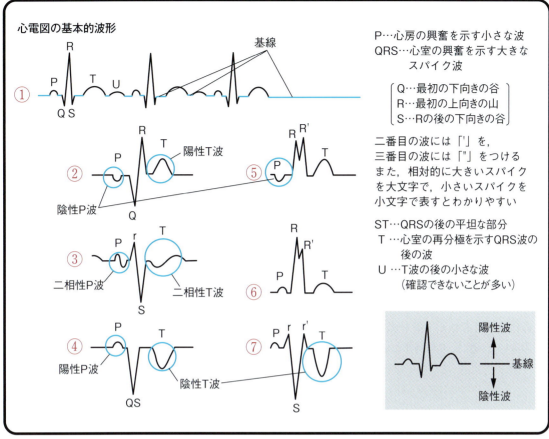

①：正常 P, QRS, T, U ②：QR パターン ③：rS パターン ④：QS パターン
⑤：RR' パターン ⑥：RR' パターン ⑦：rSr' パターン

● 波の形

QRS 群：心室の興奮を示す QRS 波はいろいろな型をとる。典型的な QRS 型をとることもあるが、そのうちの 1 つを欠く QR 型, RS 型のこともある。また上向きの二峰性となる RR' の型, さらに QS 型という下向きの大きな波だけを示すこともある。

P 波, T 波：P 波および T 波は複雑な型をとることはないが、時に上向き, 下向きの二相性を示すこともある。上向きのものは陽性波, 下向きのものは陰性波という。

● U 波

U 波は乳頭筋の遅れた再分極によるものといわれているが、異常 U 波としては主に陰性 U 波が問題とされている。陰性 U 波は心筋梗塞, 心内膜線維化, 心内膜下虚血, 高度の左室肥大などでみられる。

3 正常洞調律

正常洞調律とは

　正常洞調律（normal sinus rhythm）とは，自分で興奮をくり返す能力，すなわち自動能をもつ洞結節からの規則正しい刺激が，正常に心房に伝わり心房を収縮させ，さらに，心室に伝わり心室を収縮させている状態で，洞結節→心房→房室結節→His束→左右両脚→Purkinje線維→心室筋という刺激伝導系が正常なものをいう。洞結節自動能の頻度は自律神経により支配される（交感神経：頻脈／迷走神経：徐脈）。心臓には洞結節以外にも自動能をもつ特殊心筋が房室結節，His束，左右両脚，Purkinje線維にあるが，これらの刺激発生頻度は下方の中枢にいくほど遅いため，正常な状態では常に洞結節の調律が全体を支配している。

正常洞調律の心電図

　洞結節の活動は心電図上に現れないが，心房に伝わり心房が脱分極するとP波が出る。さらに，房室結節を経て心室に伝わり，心室が脱分極するとQRS波が出る。また，脱分極を終えた心室の再分極によってT波が出現する。P波，QRS波に異常を認めずP-P間隔，R-R間隔に異常のないものを正常洞調律という。

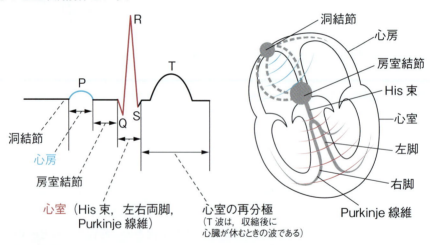

正常洞調律の条件

- リズムに不整がなく規則正しい
- リズムが60〜100/分（成人）*
- Ⅱ誘導で陽性のP波を認める
- 刺激伝導系に異常がない
    - ① P幅　　　　0.06〜0.10秒
    - ② P-Q区間　　0.02〜0.04秒
    - ③ QRS幅　　　0.05〜0.08秒
    - ④ P-Q時間　　0.12〜0.20秒
    　（Q波を欠くときはP-R時間）
    - ⑤ QT時間　　 0.35〜0.44秒

*学童：80〜110/分，乳幼児：110〜130/分，新生児：130〜145/分

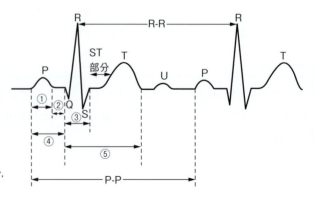

I章　心電図モニターの基本的事項

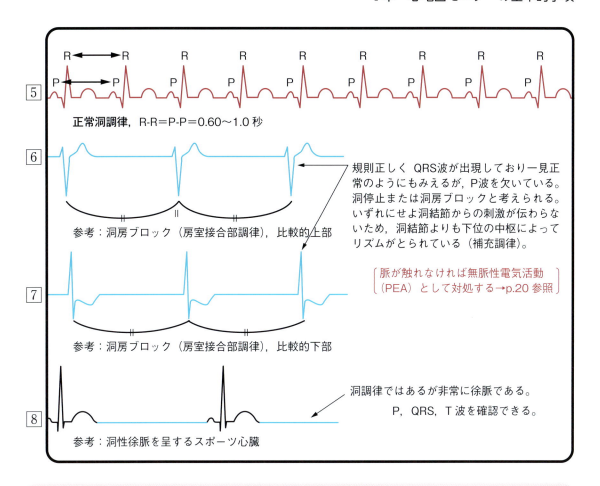

● 心電図の時間的問題

　心電図モニターでは波形という形の問題以外に，常に時間的問題がついてまわるが，モニター上の波形の流れのみから正確な時間は割り出せない。時間的問題はモニターに付随する記録器の記録紙上で判読する。

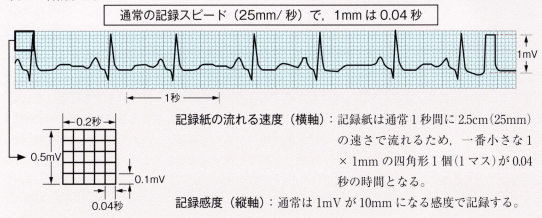

4 洞性頻脈と洞性徐脈

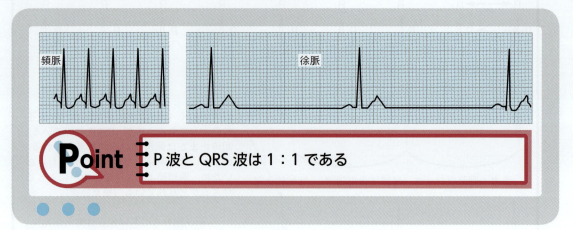

Point P波とQRS波は1:1である

洞性頻脈と洞性徐脈

P波，QRS波に異常を認めず，かつP-P間隔，R-R間隔に不整は認めないが，心拍数が60/分以下あるいは100/分以上である（なお，心拍数は年齢によって正常範囲が著しく異なるため，この成人の正常値をもってすべて判断するわけにはいかない）。

洞性頻脈の多くは~150/分までである。

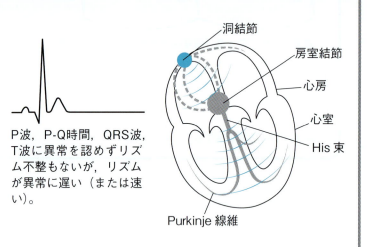

P波，P-Q時間，QRS波，T波に異常を認めずリズム不整もないが，リズムが異常に遅い（または速い）。

洞性頻脈・洞性徐脈とは

100/分以上の洞調律は洞性頻脈（sinus tachycardia），60/分以下の洞調律は洞性徐脈（sinus bradycardia）と診断されるが，洞性頻脈は健常人でも興奮，発熱，運動時に一過性にみられる。したがって，洞性頻脈が病的なものとして問題になるのは安静時にも持続してみられる場合で，うっ血性心不全，ショック，甲状腺機能亢進症などの基礎疾患を有する場合である。しかし，この場合も基礎疾患に対する治療を行うべきで，洞性頻脈に対する治療を行う必要はない。一方，洞性徐脈は運動選手や健康な高齢者にもしばしば認められるほか，迷走神経刺激で出現することもある。この洞性徐脈は洞性頻脈とは異なり，たとえ一過性であってもめまい，失神などの症状を呈することもあり，徐脈に対する治療が必要となることもある。

Ⅰ章　心電図モニターの基本的事項

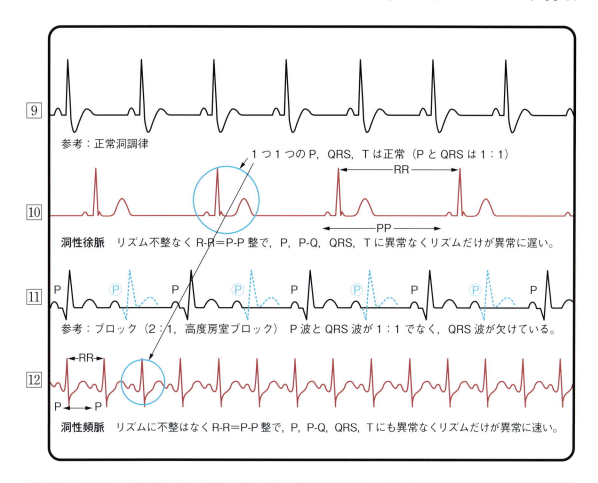

● 最大心拍数

220 － 年齢を最大心拍数という。

● 洞性頻脈の限界

運動強度を増しても，それ以上心拍数が増加しない限界。年齢により異なる。

● 洞性徐脈の原因

スポーツ心臓（スポーツ，そのほか激しい労働に従事する人の心臓は左右に肥大し徐脈傾向を呈する），睡眠中，脳圧亢進，異常低体温，疾患（下壁梗塞，甲状腺機能低下症，洞不全症候群）。

● 洞性徐脈の限界

Yanagaらは，正常例と洞停止または洞房ブロックなどの洞不全症候群（p.54）とを区別するcriticalなR-R間隔として1.6秒という値をあげている（心拍数37/分）。

不整脈を理解するための解剖学的知識

刺激伝導系と冠動脈

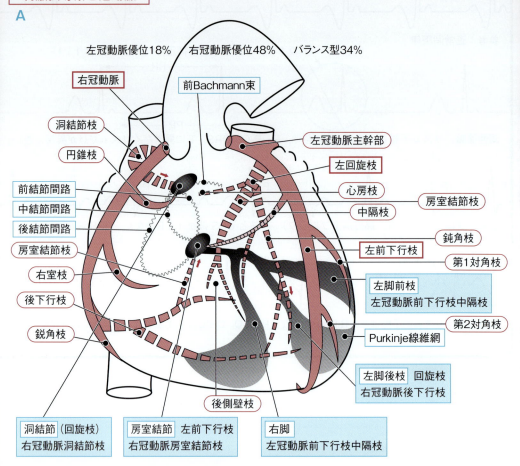

A　刺激伝導系への血流

　洞結節は多くの人（60％）において右冠動脈の洞結節枝より血液の供給を受けているが，左冠動脈の回旋枝の洞結節枝より血液の供給を受けている人（40％）もある。一般に右冠動脈の血流障害は洞性徐脈，房室ブロックなどの徐脈性不整脈の原因となりやすい。

　房室結節は多くの人において右冠動脈の房室結節枝より血液の供給を受けるが，回旋枝優位の人では回旋枝より血液の供給を受けている。一般に，右冠動脈の房室結節枝が房室結節の血流の90％を支配するが，これらのほかに房室結節は前下行枝からも血液の供給を受ける二重支配のため，下壁梗塞（右冠動脈閉塞による心筋梗塞）の房室ブロックの多くは一過性である。

　右脚と左脚前枝は左冠動脈前下行枝の中隔枝より血液の供給を受けているため，左冠動脈前下行枝の血流障害は脚ブロックの原因となりやすい。また，左脚後枝は右冠動脈後下行枝と回旋枝より血液の供給を受けている。

I章 心電図モニターの基本的事項

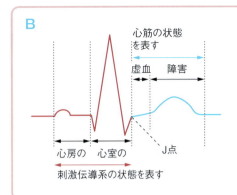

P波
　心房の興奮（脱分極）を示すなだらかな波
QRS波
　心室作業筋の興奮（脱分極）を示す鋭い大きな波
T波
　心室筋の興奮消退過程（再分極）を示すQRS波の後に続く緩やかな波

B 刺激伝導系と心筋の状態

　心電図上QRS波は心室筋の興奮を示し，T波はその興奮がさめる過程を示す。冠動脈の狭窄や閉塞により心筋が虚血に陥ると興奮がさめる過程，すなわちQRS波の後に変化がみられる。ST部分（ST segment）というQRS波の終了点（J点）からT波の始まりまでの部分は，心室興奮の極期に相当し，この部分は心筋の虚血や傷害によって変化する。労作性狭心症では心筋の心内膜側に虚血を生じるため心外膜側からの誘導でST低下を認めるが，異型狭心症では太い冠動脈の攣縮（spasm）をきたし一過性に貫壁性心筋虚血を生じるためSTは上昇する（p.90参照）。

　なお，心筋梗塞ではSTは上昇するが，梗塞時のST，Tの変化についてはp.92を参照されたい。

📖 リエントリーについての知識

●頻脈をきたすリエントリー不整脈

　心臓の刺激伝導系や心筋の一部に生じた興奮波が心臓の他の部分に伝わった後，再び元の部分に戻って，その部分を再度興奮させる現象をリエントリー（reentry）という。このリエントリーが継続して起こると，さまざまな頻脈性不整脈を引き起こす。この興奮が旋回するために起こる頻拍を回帰性頻拍という。

リエントリー発生機序

　心筋細胞は，一般に一度興奮すると，しばらく時間をあけないと再興奮しない。すなわち不応期があるが，この不応期の短縮など右の条件がそろうとリエントリーが成立する。

リエントリー成立の必要条件
①リエントリー回路の存在。
②一方向性ブロックがある。
③遅い伝導がある。
④不応期の短縮がある。
　（興奮性の回復）

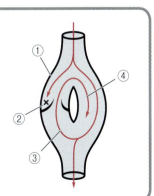

リエントリーによる頻脈性不整脈

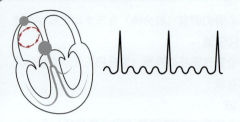

心房粗動（p.30）
心房内のリエントリー回路

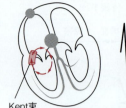

Kent束

発作性上室性頻拍
WPW症候群(p.34)のKent束のリエントリー回路
（房室リエントリー性頻拍）

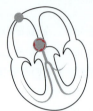

発作性上室性頻拍（p.32, 33）
房室結節内のリエントリー回路
（房室結節リエントリー性頻拍）

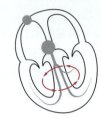

心室頻拍（p.24）
心室内のリエントリー回路

● 回帰収縮

リエントリーにはリエントリー回路が必要である。この回路には，房室結節内に限局したものや，心室など大きく広い回路をもつものがあるが，回路が房室結節内に限局しているものを回帰収縮という。

上室性頻拍の分類

上室性頻拍は房室結節リエントリー性頻拍が圧倒的に多いが，詳しく述べると以下のようになる。上室性頻拍の発生源は洞結節，心房筋，房室結節のいずれかにある。

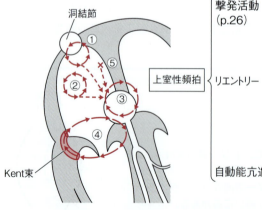

上室性頻拍 ｛
- 撃発活動 (p.26)
- リエントリー ｛
  ① 洞結節リエントリー性頻拍
  　SANRT（5%以下）
  ② 心房内リエントリー性頻拍
  　IART（5%）
  ③ 房室結節リエントリー性頻拍
  　房室結節二重伝導路を旋回する
  　AVNRT（60%）
  ④ 房室リエントリー性頻拍
  　房室結節を順行，副伝導路を逆行
  　AVRT（25%）
- 自動能亢進 ― ⑤ 異所性心房頻拍（5%）

③は実際には房室結節と心房端の接している部分が，速伝導路と遅伝導路の2本に分かれていてこの間を旋回する。

標準12誘導心電図検査

　不整脈の出現やST部位の動きを中心に監視するモニター心電図，テレメーター心電図およびホルター心電図検査は，前胸部に電極を付け，1誘導の変化のみをとらえることが多いが，通常の標準12誘導心電図検査は四肢および胸部に合計10個の電極を付け，12誘導の心電図を記録して判定する。

♥心臓の電気的位置（電気軸）

　電気軸とは心室の脱分極の間に生じる心起電力の平均ベクトルをいう。アイントーベン（Einthoven）の三角形から求める。

　電気軸は，-30°〜110°までを正常とし，-30°以下のものを左軸偏位（LAD：left axis deviasion），+110°以上のものを右軸偏位（RAD：right axis deviasion）という。

電気軸を簡単に求める方法

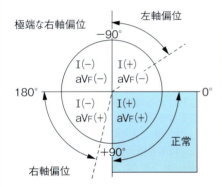
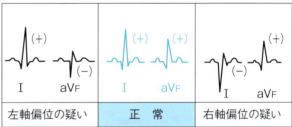

アイントーベンの三角形の計測図上に作図しなくても，第I誘導とaVFの波形の陽性・陰性をチェックするのみでおよその軸を推測できる。

正常電気軸：とりあえず，I誘導，aVF誘導が（+）であれば電気軸は正常と覚える

　とくに左脚ブロックがあって，左軸偏位がある場合は注意を要する。

♥各誘導の意味

　四肢誘導は前額面の方向（ベクトル）を表し，胸部誘導は水平面の方向（ベクトル）を表す。

　各誘導は以下の部位の異常を示す。
- V_1〜V_4：前壁
- I, aV_L, V_6：側壁
- II, III, aV_F：下壁

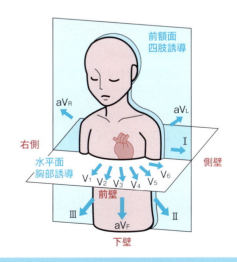

●電極の付け方

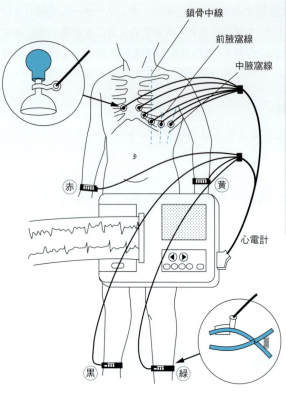

誘導	色	電極の装着部	誘導の意味
I			心臓の左から右をみる
II			下から心臓を右上に向かってみる
III			下から心臓を左上に向かってみる
aV_R	赤	右手首	右肩から心臓をみる
aV_L	黄	左手首	左肩から心臓をみる
aV_F	緑	左足首	真下から心臓をみる
	黒	右足首	
V_1	赤	第4肋間胸骨右縁	おのおのの誘導部から直下の心臓をみる
V_2	黄	第4肋間胸骨左縁	
V_3	緑	V_2とV_4の結合線の中点	
V_4	茶	第5肋間左鎖骨中線	
V_5	黒	第5肋間左前腋窩線	
V_6	紫	第5肋間左中腋窩線	

・単極肢誘導（ゴールドバーガーの肢誘導）
・単極胸部誘導（ウィルソンの胸部誘導）
　なお，aV_R，aV_L，aV_F の記号の頭の「a」は「増強された」という意味の augmented の頭文字である。

※色別による電極の覚え方
　右手は赤黒く，左手は黄緑
　　右 ㊤ ㊥ 　左 ㊥ ㊤
　秋に緑茶を飲めば黒髪が紫になる。
　㊤ ㊥ ㊥ ㊥ …… ㊥ … ㊥
　V_1 V_2 V_3 V_4　　V_5　 V_6

♥ 12誘導心電図による診断項目

①不整脈の診断
②心臓の電気的位置診断
③心房，心室の負荷および肥大の診断
④心筋傷害の程度と範囲の診断
⑤全身的変化の診断（電解質，自律神経，内分泌異常など）

　なお，どのような12誘導心電図検査を施行したとしても，その所見はあくまで心電図所見であり，確定診断はX線，超音波検査などを総合して決定すべきである。

💙 心房，心室の負荷および肥大 （心房の負荷については p.98 参照）

(1) 左房負荷…第 I 誘導，第 II 誘導の P 波が幅広く，0.11 秒以上で二峰性となる（僧帽性 P 波）。

(2) 右房負荷…第 II 誘導，第 III 誘導の P 波が高く尖鋭化し，0.25mV を超える（肺性 P 波）。

(3) 左室肥大…左側胸部誘導（V_5，V_6）で R 波が増高し qR 型となり，右側胸部誘導（V_1，V_2）で S 波が深くなり，rS 型となる。左室肥大が進行すると，QRS 時間は 0.10 秒前後まで軽度延長する。

(4) 右室肥大…右側胸部誘導（V_1，V_2）で R 波が増高し，R 型または Rs 型を示す。また V_1，V_2 の T 波は陰性化する。

💙 心筋傷害の程度と範囲

冠動脈の閉塞あるいは血流阻止によって心筋の一部が壊死に陥り，心筋梗塞になると，壊死部の起電力消失と心筋傷害や虚血による電位変化により，異常 Q 波出現，ST 上昇，冠性 T 波出現などの変化が心電図上にみられる（p.92，93）。これらの変化のうち発症後長期間持続する異常 Q 波については，その出現誘導によって心筋梗塞の部位診断に役立つ。

異常 Q 波による心筋梗塞の部位診断表

梗塞部位	I	II	III	aVR	aVL	aVF	V1	V2	V3	V4	V5	V6
前 壁 中 隔	−	−	−	−	−	−	+	+	+	(+)	−	−
前壁（限局）	−	−	−	−	−	−	−	(+)	+	(+)	−	−
側　　　壁	+	−	−	−	+	−	−	−	−	−	+	+
高 位 側 壁	+	−	−	−	+	−	−	−	−	−	−	−
前 壁 側 壁	+	−	−	−	+	−	−	−	(+)	+	+	+
前壁（広汎）	+	−	−	−	+	−	+	+	+	+	+	+
下　　　壁	−	+	+	−	−	+	−	−	−	−	−	−
下 壁 側 壁	−	+	+	−	−	+	+	−	−	−	+	+
純 　後　 壁	−	−	−	−	−	−	☆	☆	−	−	−	−

（☆☆ R 波の増高）

（なお，右室梗塞では，下壁梗塞像のほかに V_1，$V_{3R} \sim V_{6R}$ で ST 上昇，Q 波がみられる）

💙 12 誘導心電図自動解析装置

現在販売されている 12 誘導心電図検査機器には，自動解析プログラムが組み込まれており，計測後，解析結果がプリントアウトされることが多い。高精度の自動解析プログラムによる診断支援はスクリーニング検査に用いられる。

心停止の4つの波形

II

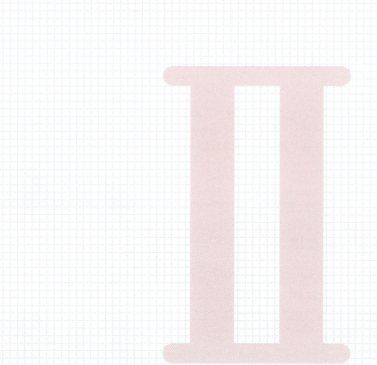

除細動が必要な2つの波形

1 心室細動／無脈性心室頻拍

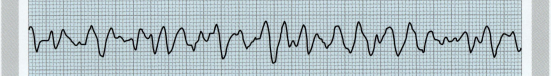

Point
① 尖ったスパイクがない，ただ揺れるだけ
② 意識がない，脈が触れない
③ 直ちに心肺蘇生を開始して，一刻も早く除細動を行う
（心室細動／無脈性心室頻拍は心拍出量ゼロ）

心室がふるえた状態であり，スパイクとしてのQRS波，T波もなく，不規則に揺れるのみである。
心室細動（VF）と表現され，もっとも緊急を要する不整脈。
血液を拍出する役目の心室がふるえるので心拍出量はゼロとなる。
意識がなく呼吸と脈が確認できない場合，直ちに院内救急コールを要請して心肺蘇生を開始する。

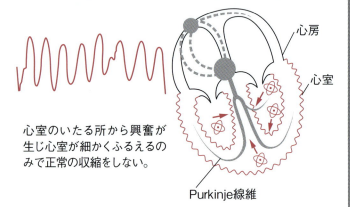

心室のいたる所から興奮が生じ心室が細かくふるえるのみで正常の収縮をしない。

♥ 心室細動／無脈性心室頻拍とは

　心室細動（ventricular fibrillation；VF）とは血液の拍出に直接関与する心室が細かくふるえる状態であり，有効な収縮はないため心拍出量はゼロに等しい。したがって，この心室細動がいったん生じると，脳への血流が途絶え，人は6〜8秒で意識がなくなる。1分につき7〜10％の割合で救命率が低下するので，可及的速やかな蘇生を要する。
　QT延長症候群のトルサード・ド・ポアンツ，多発性心室性期外収縮，多源性心室性期外収縮，R on T型心室性期外収縮，心室頻拍などは，この心室細動を惹起する不整脈として十分注意すべきである。
　無脈性心室頻拍（pulseless ventricular tachycardia；pulseless VT）とは，幅広いQRS波形で，一見規則的なリズムを示しているが，脈を触れないものをいう。こちらも早期の除細動が必要である。
　心室細動／無脈性心室頻拍に遭遇した場合は，まず強く速く絶え間ない胸骨圧迫を行いつつ，可能な限り早期に電気ショック（p.104〜）を行う。

II章 心停止の4つの波形

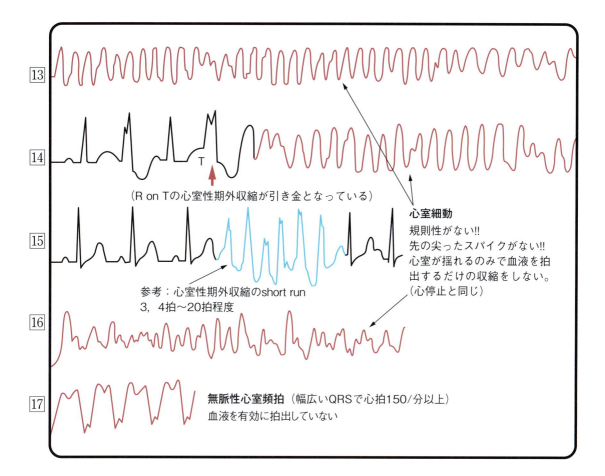

● QT 延長症候群

先天性に Q-T 時間が延長しているもので，それに伴う受攻期（T 波の頂上付近）の拡大（p.27）があり，心室細動発作に陥る可能性が高い（Romano-Ward 症候群）。

● 心室細動に対する除細動は必ず非同期で行う

除細動器が QRS 同期になっていると，波高が低いときなどは同期できず通電されないことがある。

● 急性心筋梗塞と心室細動

急性心筋梗塞総死亡数の 65％は病院到着前に合併した心室細動といわれている。

● 心房細動と心室細動

心房の役割は，心臓に戻る血液を一時，集めることである。一方，心室の役割は，心臓から血液を拍出することであり，同じ細動でも，結果がまったく異なる。

除細動の適応のない2つの波形

2 無脈性電気活動／心静止

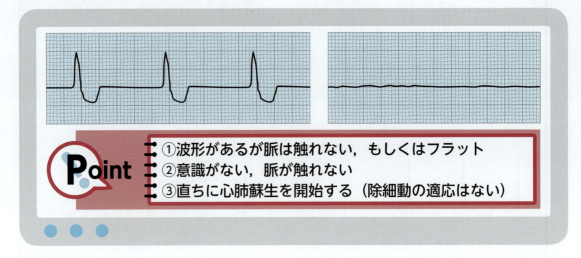

Point
① 波形があるが脈は触れない，もしくはフラット
② 意識がない，脈が触れない
③ 直ちに心肺蘇生を開始する（除細動の適応はない）

無脈性電気活動／心静止とは

　無脈性電気活動（pulseless electrical activity；PEA）とは，脈が知できないが，モニター画面上で認められる心室細動（VF），心室頻拍（VT）以外のあらゆる電気活動を指す．PEAにはリズムとは認めがたいものから，脈は触れないながらも，モニター上一見規則正しそうなリズム（電気活動）を認めるものまで含まれる．モニター上の確認よりも，頸動脈の触知の有無により診断されるべきである．

　心静止（asystole）とは，脈が触知できず，モニター画面上でまったく動いていないものを指す．電極は外れていないか，感度を上げたり誘導を変えるなどしても波形が平坦なままかを確認する．

　無脈性電気活動や心静止であれば，除細動の適応はない．効果的な心肺蘇生を続け，治療可能な原因（6H，6T）などを検索し，必要があればそれらの治療を行う．

原因検索が大切

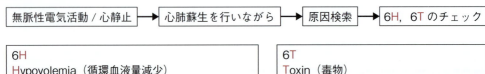

6H	6T
Hypovolemia（循環血液量減少）	Toxin（毒物）
Hypoxia（低酸素血症）	Tamponade（心タンポナーデ）
Hydrogen ion acidosis（アシドーシス）	Tension pneumothorax（緊張性気胸）
Hyper or Hypo-kalemia（高・低カリウム血症）	Thrombosis coronary（急性冠症候群）
Hypothermia（低体温）	Thrombosis pulmonary（肺塞栓症）
Hypoglycemia（低血糖）	Trauma（外傷）

Ⅱ章 心停止の4つの波形

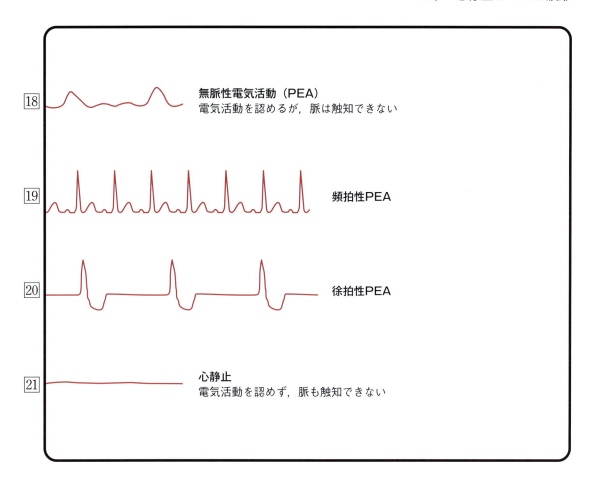

　無脈性電気活動や心静止からの自己心拍再開を目指すためには，その原因疾患の治療が重要になる。質の高い胸骨圧迫を行いながら前述のHやTなどの原因に対する治療を行い，早期の自己心拍再開を目指す。

● 頸動脈洞症候群（carotid sinus syndrome；CSS）

　圧受容体が存在する内頸動脈の起始部（頸動脈洞）は，舌咽神経第一枝の頸動脈神経と連絡している。血圧の上昇はこの神経により中枢へ伝達され，迷走神経の興奮や交感神経の抑制により，血管拡張，脈拍減少を起こして循環を調整している。CSSとは，この反射の異常亢進によって，失神発作，徐脈，血圧低下，場合によっては心停止まできたすものをいう。心停止や神経発作は一過性なので致死的なものではないが，事故につながる危険がある。モニター下に一側ずつ頸動脈洞を5秒間圧迫して徐脈から3秒以上の心停止がみられるもの，血圧が50mmHg以上低下するものはCSSの可能性が高い（ハイカラー症候群と呼ばれることもある）。

頻脈性不整脈

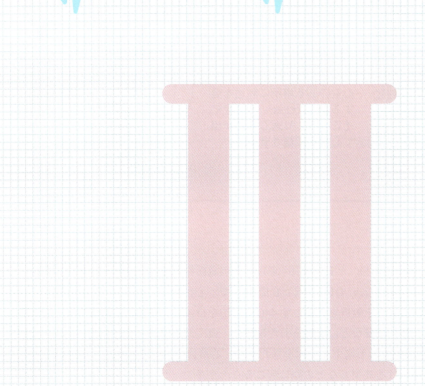

Ⅲ

1 心室頻拍

心室性不整脈

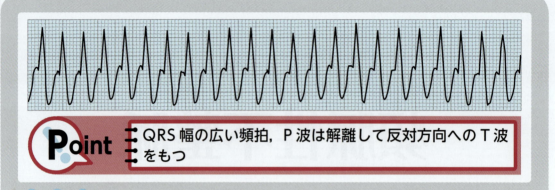

Point QRS 幅の広い頻拍，P 波は解離して反対方向への T 波をもつ

刺激の発生源が心室性期外収縮と同様に心室にあるため，心室性期外収縮（p.76, 78）のような幅の広い QRS 波（0.12 秒以上）が続く。T 波は QRS 波とは反対方向に出現するが，QRS 波に続いている。心拍数は 140〜180/分の頻拍で発作的に出現することが多いが，すぐに停止する short run 型と持続型がある。

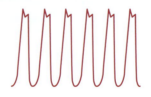

心室のある場所に刺激を発する源（focus）ができて，そこからくり返し刺激が出て心室を収縮させる。

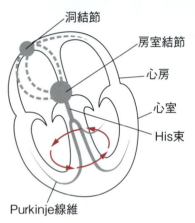

洞結節
房室結節
心房
心室
His束
Purkinje線維

心室頻拍とは

心室頻拍（ventricular tachycardia；VT）は His 束以下の刺激伝導系あるいは固有心筋から生じ，心電図では連続する 3 連発以上の幅広い QRS（幅≧ 0.12 秒）で，心拍数≧ 100/分の場合を指す。30 秒以上持続するか，それ以内でも停止処置を必要とする心室頻拍を持続性心室頻拍と定義する。発作的に出現し，心悸亢進，胸痛，呼吸困難などの症状を引き起こし，血圧低下により意識不明に至ることが多い。頻拍レートが 200/分を超えると高率に失神をきたすが，心機能の低下例では，より低い頻拍レートでも重症となる。心室頻拍は心筋梗塞などの際に起こることが多く，しばしば心室細動（p.18）に移行するので，上室性頻拍よりはるかに緊急度が高い。なお，心室細動を起こしやすい疾患には，心筋梗塞，拡張型心筋症，右室異形成症，肥大型心筋症，サルコイドーシス，先天性心疾患術後，特発性心室瘤，弁膜症，などがある。

Ⅲ章　頻脈性不整脈

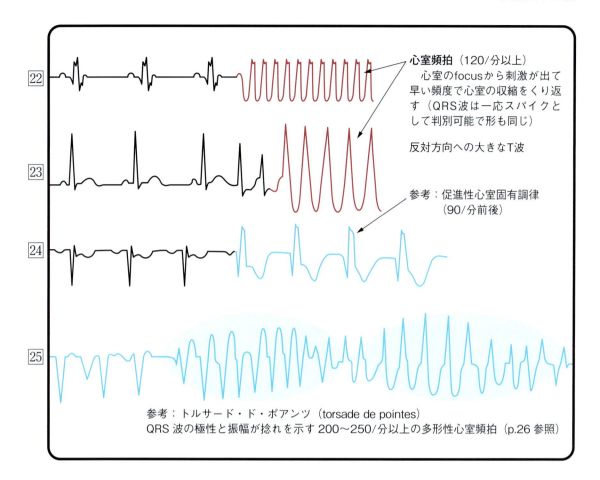

● 心室頻拍の危険性

　心室頻拍は心室細動とは異なり，脈を触知できることがある。しかし心室細動と同様にきわめて危険な不整脈として緊急を要するのは，心室細動への移行が十分考えられるからであり，とくに重篤な心疾患に合併する場合はこの可能性が高い。なお，脈の触れない心室頻拍は心室細動と同様に対処する。
　心室頻拍であっても，心筋梗塞などの重篤な器質的心疾患がなく，かつ心拍が比較的ゆっくりしている場合は慌てる必要はないが，心拍数が多く，心筋梗塞や心筋症，弁膜症などに合併してみられる場合は短時間で心室細動に移行する可能性が高いため，カルディオバージョン（p.104〜）を行う。循環動態が安定している場合は抗不整脈薬を投与する。抗不整脈薬の効果のない場合はカルディオバージョンに踏み切る。

● 促進性心室固有調律（AIVR）

　ジギタリス中毒や心筋梗塞の急性期に，虚血によりPurkinje線維の刺激発生が亢進した結果生じる。自然に消失することもあるが，心室頻拍に移行することもある（p.85参照）。

心室性不整脈
2 非持続性多形性心室頻拍

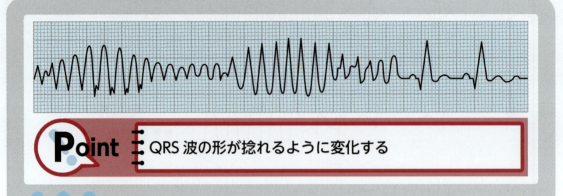

Point QRS波の形が捻れるように変化する

心拍数200〜250/分以上の多形性心室頻拍で，リエントリー（p.11, 12参照）と撃発活動＊を機序として発生するものと考えられているが，回路の不安定性がQRS波の変化に関与していると推定される。

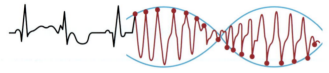

QRSの尖端（point）と振幅が，基線を中心に捻れるように変化する多形性心室頻拍

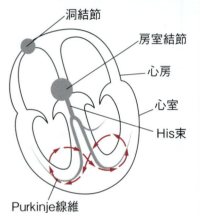

＊撃発活動（triggered activity）：引き金を引いて発射薬を爆発させるという意味。異常自動能の一つ。外部からの刺激がなければ生じないが，いったん活動電位が発生すると引き続いて自発興奮が生じる。

非持続性多形性心室頻拍とは

　非持続性多形性心室頻拍（トルサード・ド・ポアンツ，torsade de pointes）とは，QRS波形が捻れるもので，心室頻拍発作中のQRS波形が刻一刻と変化する。トルサード・ド・ポアンツの持続時間は数秒以内で自然に停止することが多いが，心室頻拍ゆえ，血行動態は悪化しやすく，失神などの強い臨床症状を呈することもある。1割程度は心室細動に移行するといわれ，重篤な不整脈である。先天性のものは心筋の再分極を司る遺伝子の異常により発症すると考えられているが，後天性のものは内服中の薬剤との関係も考えられる。

III章　頻脈性不整脈

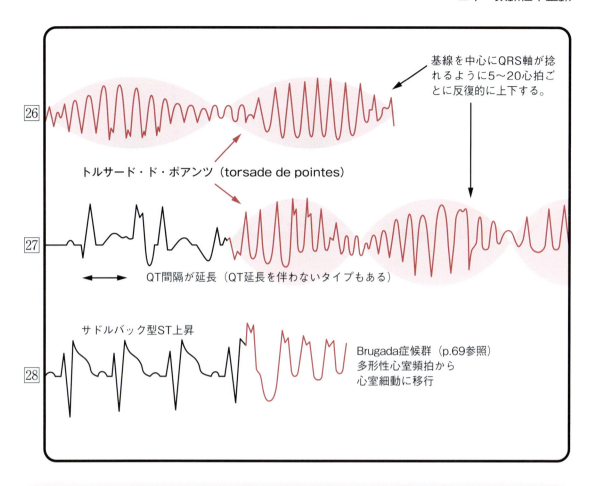

● QT延長症候群とトルサード・ド・ポアンツ

　QT時間の延長は，受攻期（T波の頂上付近）の長期化を意味する．QT延長の結果，トルサード・ド・ポアンツと表現される頻拍や心室細動をきたして，失神発作を起こしたり，突然死をきたすことがある．なかでも後天性QT延長症候群に伴うトルサード・ド・ポアンツは薬剤によって生じるものもあり注意を要する．

● トルサード・ド・ポアンツの原因

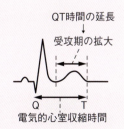

上室性不整脈
3 心房細動

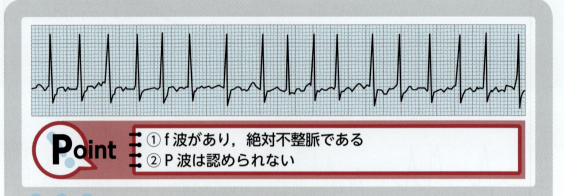

Point
① f 波があり，絶対不整脈である
② P 波は認められない

心房がふるえた状態であり，心房のふるえを示す不規則な P 波様の波がたくさんみられる。これは基線上に f 波として表現されるが，このたくさんある心房波のどれが房室結節に伝わるかは一定していないため，R-R 間隔が一定せず，いわゆる絶対不整脈となる。

全身から心臓に戻る血液をプールする役目の心房がふるえるのみ。

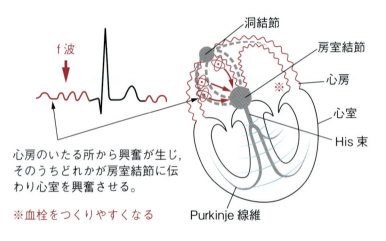

※血栓をつくりやすくなる

心房細動とは

心房細動（atrial fibrillation；AF）とは心房が細かくふるえることである。心房は全身への血液の拍出に直接関与していないので，心房細動が突然生じても心拍出量は比較的良好に保たれ患者は気づかないこともある。しかし，心房細動時には心房・心室の正常収縮時に比し，拍出量は 10〜20％低下するといわれている。また長期にわたり心房細動が続くと，心房内の血流の乱れから左心耳や左心房内に血栓を生じ塞栓症の原因になることもある。

なお，心房細動には，初発（初めて診断されたもの），発作性（7 日以内に洞調律に復したもの），持続性（7 日を超えて持続しているもの），長期持続性（1 年以上持続しているもの），永続性（除細動不能なもの）がある。

III章 頻脈性不整脈

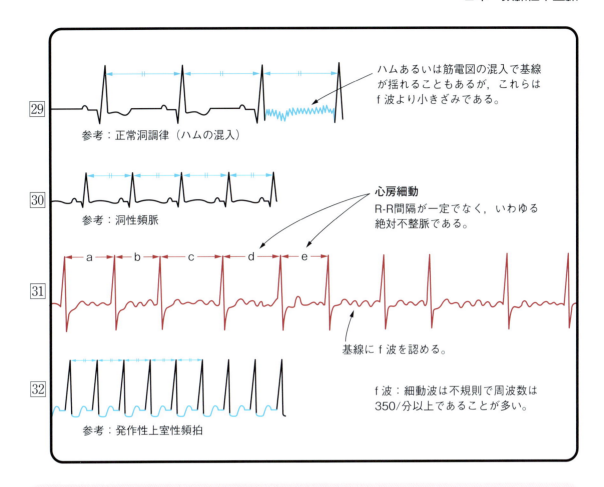

● 心房細動の危険性

　心房細動はそれほど危険な不整脈ではないが，心房細動の心室への rapid response と呼ばれる頻脈の心房細動では，しばしばうっ血性の心不全をきたす。また，慢性の長期にわたる心房細動の患者は，心房内の異常血流により，左心耳や左心房内に血栓を形成している可能性もあり，安易に除細動を行うと，この血栓が飛び脳塞栓を生じる危険もある。塞栓症の予防には薬剤投与も必要である。

● 心房細動の症状

　発作性の頻拍性心房細動では動悸，胸部違和感を訴えるものもあるが，慢性的心房細動の多くは無症状であることが多い。

● R-R 間隔が一定な心房細動

　一般に心房細動は絶対不整脈となるが，心房細動に完全房室ブロックが加われば規則正しい接合部調律が出現するため，R-R 間隔が一定な心房細動となる。

4 心房粗動

上室性不整脈

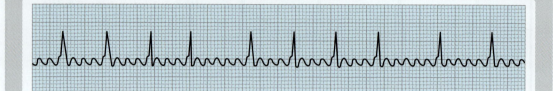

Point
① 規則的な鋸の歯のような F 波を認める
② F 波は規則正しく，250〜350/分であることが多い

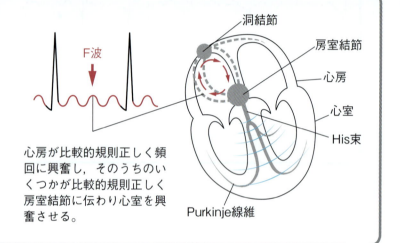

心房細動の f 波よりも規則正しい間隔をもつ鋸の歯のような基線の揺れ，すなわち F 波を認める。この心房波が，あるときは不規則に，そしてあるときは 2：1 や 4：1 などのリズムをもって心室に伝わる。

心房が比較的規則正しく頻回に興奮し，そのうちのいくつかが比較的規則正しく房室結節に伝わり心室を興奮させる。

心房粗動とは

　心房粗動（atrial flutter；AFL）は幅広い患者層に生じ，正常な若年者にみられることもあれば，器質的心疾患や心臓手術に伴って生じることもある。心房粗動の大部分は心房内を大きく回るリエントリーによるものと考えられている。心房細動と異なり比較的規則正しい心房波を認め，この心房波が 1：1 あるいは 2：1 の割合で房室結節に伝わると著しい頻拍となる。放置すると生命に重篤な危険を及ぼす。
　1 つの心電図の中に f 波と F 波が交互に混在してみられるものを心房粗細動と表現することがある。

III章　頻脈性不整脈

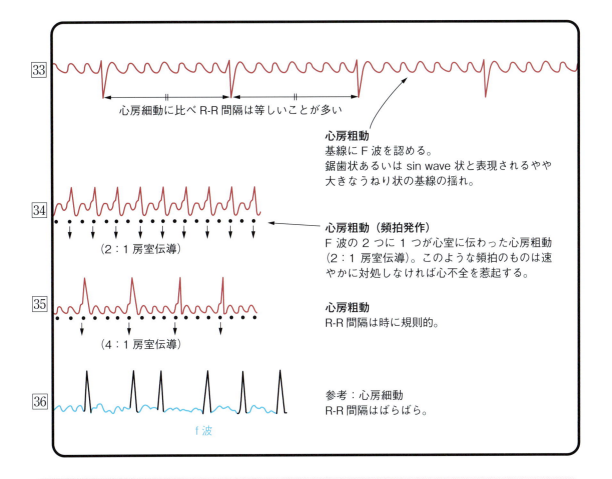

● 心房粗動の危険性

　心房粗動も心房細動と同じく頻脈になったときには要注意である。しばしば2：1伝導と呼ばれるように，F波の2つに1つの頻度で心房の興奮が心室に伝わり異常な頻拍となることがある（上図34）。

　心房粗動は放置すると心拍が速くなりがちであり，発見した場合は直ちに治療を開始する。とくにF波が1：1伝導を示し，心拍が200〜300/分程度になっているような場合はカルディオバージョン（p.104〜）の適応となる。

上室性不整脈

5 上室性頻拍

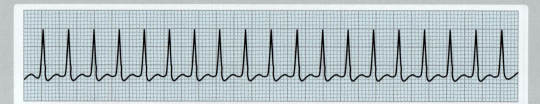

Point
① 突然，頻拍となったか否か？ 幅の狭い QRS 波
② 150〜230/分の頻脈で，R-R 間隔は整である
③ P 波ははっきりしない

頻拍に房室結節を伝導する心房由来の興奮が関与するもので，通常 160〜200/分の頻拍を呈するが心電図上 R-R 間隔は整，QRS 群は正常である。P 波ははっきりしないことが多い。
　右に代表的な房室結節内のリエントリーを図示した。

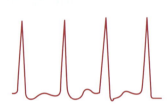

房室結節付近で再び刺激が上に伝わり，同じ位置で同じ刺激が回るようになる。

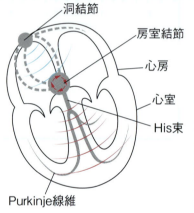

上室性頻拍とは

　上室性頻拍（supraventricular tachycardia；SVT）には回帰性機序（興奮旋回）によるものと自動能の亢進によるものがあるが，95％以上は回帰性のものである。心房，房室結節，房室接合部などの上室に発生源をもつ頻脈発作が出現するものであるが，このうち，発作的に発症するものを発作性上室性頻拍という。血行動態に与える影響は，上室性ゆえにそれほど深刻なものではない。しかし長時間にわたって持続すると，心不全や，時にショック状態に陥る。発作性上室性頻拍は，頻脈発作が突然出現し，突然に終わることを最大の特徴とするが，予後はおおむね良好である。ICU や CCU よりも，むしろ救急外来で動悸を訴えて来院する患者のなかに認めることが多い。

III章 頻脈性不整脈

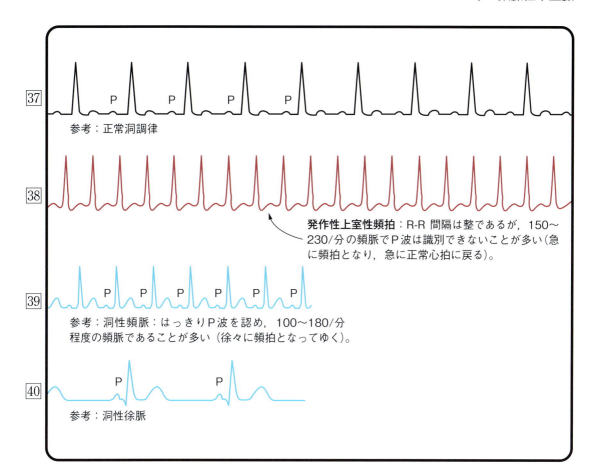

● 発作性上室性頻拍の発作

　発作的に発症する上室性頻拍で健康な成人が突然発作を起こすことが多く，しばしば救急外来を受診するが，患者は動悸を訴えるのみで一般状態は良好である。しかし著しい頻脈のまま放置すると心不全やショックに陥ることもある。一度発作を起こすと数年間にわたり年に何回となく発作をくり返すことが多いが，一生発作をくり返しながらも死亡するということはまれである。次第にいつしか発作を起こさなくなることも多いが，カテーテルアブレーション（p.38）による治療で完治する。

● QRS幅の広い上室性頻拍

　通常，上室性頻拍のQRS幅は狭いが，時に，脚ブロックあるいは心室内変行伝導（p.86）を伴い，幅広いQRSを呈することもある。

上室性不整脈
6 WPW症候群

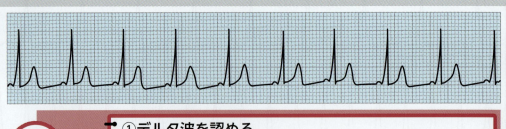

Point
① デルタ波を認める
② P-R間隔の短縮を認める
③ 頻拍発作を起こす

副伝導路（Kent束）を通って心房から心室に早期に刺激が伝わるためP-R（P-Q）間隔が短縮し、デルタ波と呼ばれる特徴的な波をQRS波の立ち上がり部分に認める。

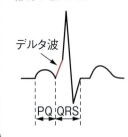

副伝導路（Kent束）を通って心房の興奮が伝えられると心室の興奮過程に変化が起こり、QRS波は幅広く変形する。

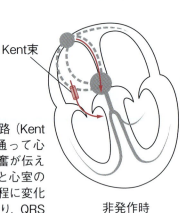

非発作時

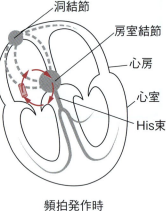

頻拍発作時
（正方向性AVRT）

WPW症候群とは

　WPW症候群（Wolf-Parkinson-White syndrome）とはWolf, Parkinson, Whiteの3人によって報告された症候群で、心電図上①QRS波の立ち上がり部分にデルタ（Δ）波という緩いカーブを認める、②P-R（P-Q）間隔の短縮を認める、③頻拍発作（発作性上室性頻拍あるいは発作性心房細動）をくり返す、という三大特徴を有する。これらの異常は心房・心室間にHis束以外に特殊な副伝導路（Kent束など）があるために生じるとされているが、WPW症候群であっても頻拍発作さえ生じなければ、普段は健常人と同様に健康である。しかし、なかには頻回に生じる頻拍発作によって日常生活に制限を強いられるものや、発作中に心室細動に移行し死亡する症例もある。偽性心室頻拍をきたすWPW症候群は心室細動に移行することが多く、WPW症候群の突然死はこのタイプが多い。

III章 頻脈性不整脈

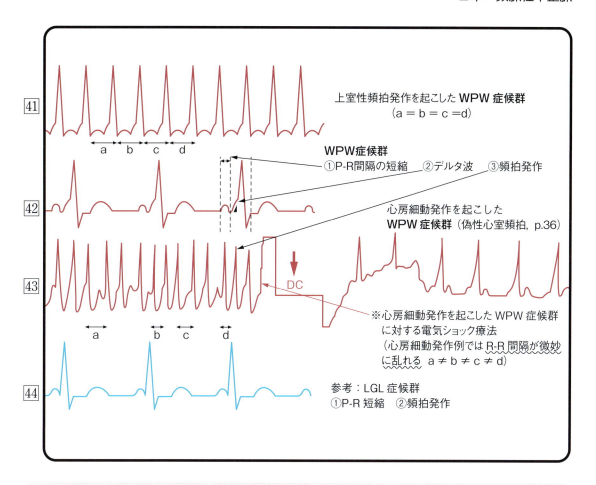

● WPW 症候群と頻拍

房室リエントリー性頻拍（atrio-ventricular reciprocating tachycardia；AVRT）：副伝導路を介したリエントリー性発作性上室頻拍で，正常伝導路を順行し，副伝導路を逆行するタイプ（正方向性 AVRT）とその逆タイプ（逆方向性 AVRT）があるが前者が90％と多い。

● LGL 症候群（Lown-Ganong-Levine syndrome）

P-R 時間の短縮（≦0.12 秒）を認め，時に上室性頻拍発作を生じる WPW 症候群類似の症候群であるが，デルタ波はなく QRS 波は正常（QRS ≦ 0.10 秒）なもので，James 線維（結節内副伝導路）という特殊な副伝導路があるために生じる。

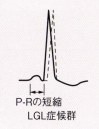

P-Rの短縮
LGL症候群

上室性不整脈
7 偽性心室頻拍

偽性心室頻拍とは

　WPW症候群が心房細動と合併した場合には幅広いQRSが不規則に認められ，一見，重篤な心室頻拍であるかのようにみえることがある。WPW症候群で副伝導路の不応期が短い場合，心房細動合併の際に，心室応答が非常に早くなる。このようなものを，一見心室頻拍のようにみえるので偽性心室頻拍（pseudo VT）という。

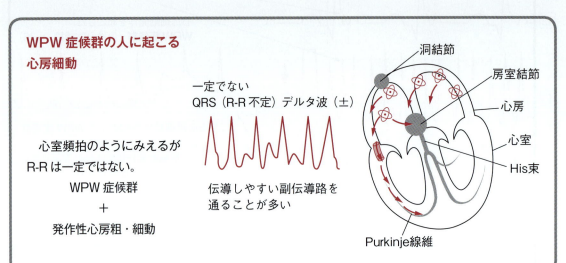

● 幅広いQRSをもつ頻拍

心室頻拍（VT）
変行伝導を伴う上室性頻拍（PSVT）　　｝モニター上での鑑別は困難なことも多い
異方向性房室リエントリー性頻拍（WPW）

● 心室内変行伝導を伴う発作性上室性頻拍

　通常，発作性上室性頻拍（paroxysmal supraventricular tachycardia；PSVT）はQRS幅は正常範囲であるが（narrow QRS tachycardia），心室内変行伝導（p.86参照）を伴う場合にはQRS幅は広くなり（wide QRS tachycardia），モニター上，心室頻拍との鑑別が困難となる。鑑別困難な場合は心室頻拍として対応すべきであるが，診断は心臓電気生理学的検査（EPS）によって行うべきである。

III章　頻脈性不整脈

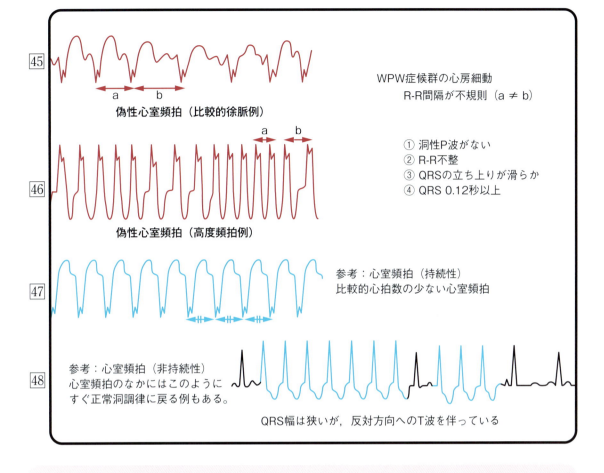

45　偽性心室頻拍（比較的徐脈例）

46　偽性心室頻拍（高度頻拍例）

47　参考：心室頻拍（持続性）
比較的心拍数の少ない心室頻拍

48　参考：心室頻拍（非持続性）
心室頻拍のなかにはこのように
すぐ正常洞調律に戻る例もある。

WPW症候群の心房細動
R-R間隔が不規則（a ≠ b）

① 洞性P波がない
② R-R不整
③ QRSの立ち上がりが滑らか
④ QRS 0.12秒以上

QRS幅は狭いが，反対方向へのT波を伴っている

● 副伝導路と幅広い QRS

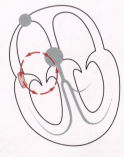

副伝導路を順行
刺激伝導路を逆行する
ものもある。

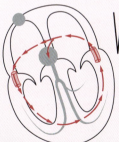

複数の副伝導路を
もつものもある。

カテーテルアブレーション

　経静脈的にカテーテルを右心房や右心室に進めて，高周波電流によって，不整脈の原因となる組織を焼灼破壊して不整脈を治療する方法。主に難治性の頻脈性不整脈の治療に用いられる。とくに，房室リエントリー性頻拍（AVRT），房室結節リエントリー性頻拍（AVNRT），心房粗動による頻脈性不整脈の根治療法として確立されている。現在では房室接合部のアブレーションのみならず心室頻拍（VT），心房頻拍（AT）などの治療にも広く応用されている。

　カテーテルアブレーション（高周波心筋焼灼術）においては，通電による焼灼手技よりも，不整脈発生のメカニズムを解析したうえで，もっとも有効かつ安全な焼灼ポイントを決定することが難しくこれに時間を要する。副伝導路をもつものは比較的容易であるが，粗動例，細動例では多極カテーテルによる心臓内電位の多点同時記録でも回路の解明が困難なこともある。

♥焼灼部位へのアプローチ

　カテーテルアブレーションには上大静脈（図1-A）や下大静脈（図1-B）など静脈側にカテーテルを入れて右房，右室側より行うものと，動脈を穿刺して左室自由壁や左側中隔のKent束に対して動脈側よりアプローチする方法（図1-C）がある。左心室へのアプローチには，経静脈的にカテーテルを右房に進めた後，Brockenbrough法により心房中隔穿刺を行って到達する方法もある。

　また，アプローチは弁を中心に弁上アプローチ（図2-A，心房側アプローチ）と弁下アプローチ（図2-B，心室側アプローチ）に分けられることもある。

　カテーテルアブレーション時には，心膜内電位記録のため同時に数本のカテーテル電極が挿入され，これにアブレーションカテーテルが加わるため，同時に数本のカテーテルが心臓に入ることになる（図3）。

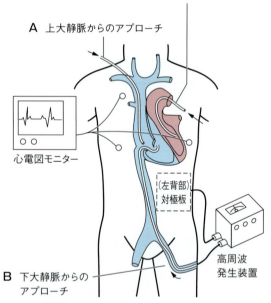

図1

A　上大静脈からのアプローチ

B　下大静脈からのアプローチ

C　左室自由壁および左側中隔のKent束に対しては，逆行性に動脈側からアプローチされることもある。大動脈弓左心室アプローチ

先端電極の長いlarge tipカテーテル（先端が可動式で4mm以上）を用い300kHz以上，20～50Wの通電を行うと電極先端温度は50～60℃に上昇し，組織を焼灼破壊することができる。

（合併症）
穿刺による心タンポナーデ
完全房室ブロック
冠動脈攣縮，冠動脈閉塞
頻拍，細動

III章 頻脈性不整脈

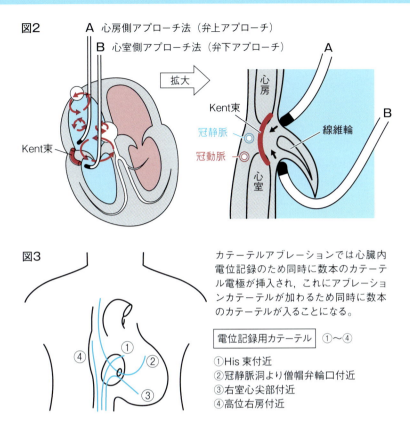

図2　A　心房側アプローチ法（弁上アプローチ）
　　　B　心室側アプローチ法（弁下アプローチ）

図3　カテーテルアブレーションでは心臓内電位記録のため同時に数本のカテーテル電極が挿入され，これにアブレーションカテーテルが加わるため同時に数本のカテーテルが入ることになる。

電位記録用カテーテル　①〜④

①His 束付近
②冠静脈洞より僧帽弁輪口付近
③右室心尖部付近
④高位右房付近

● 焼灼原理

　電気メスのように高電圧で組織を焼き切るのではなく，高周波電流が組織内の分子を揺することによってカテーテル先端に熱が生じる現象を利用し，組織を凝固壊死させる。300kHz 以上，20〜50W の通電を行うと，電極先端温度は 50〜60℃に上昇し安全に組織を焼灼することができる。先端電極が可動式で 4mm 以上という先端電極の長い large tip カテーテルが開発され，安全性が著しく向上した。

● 心房細動の手術療法（メイズ手術）

　メイズ手術とは，カテーテルアブレーションによって治癒しない場合，心臓を開いてラジオ波で心房の組織を焼いて迷路状にする手術法（"メイズ"とは迷路の意味）である。
（A）フルメイズ手術：肺静脈隔離と両心房切開を行う
（B）左房メイズ手術：右房切開を省略したもの
（C）肺静脈隔離術：心房切開を行わないもの
　僧帽弁形成術や人工弁置換術を行う際に，心房細動手術を併施すると，術後，脳梗塞発生率の有意な低下がみられる。

徐脈性不整脈

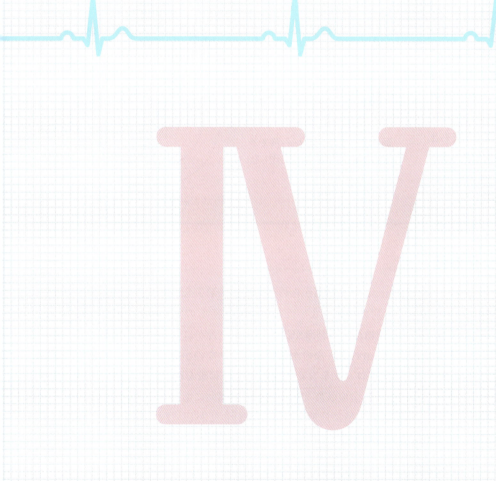

IV

1 洞房ブロック

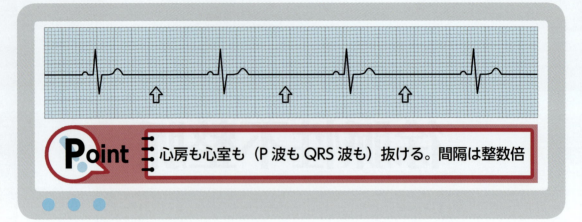

Point 心房も心室も（P波もQRS波も）抜ける。間隔は整数倍

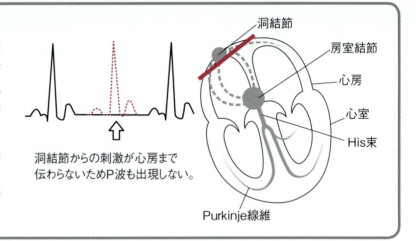

ペースメーカーとしての役目を果たしている洞結節と心房の間で刺激がブロックされるため，心房の興奮を示すP波が欠損する。また，心室の興奮を示すQRS波も出現しない（休止期の長さはP波の周期の整数倍であることが多い）。

洞結節からの刺激が心房まで伝わらないためP波も出現しない。

洞房ブロックとは

　洞房ブロック（sino atrial block）とは洞結節からの刺激が突然消失したり，また洞結節から刺激が出てもそれが心房に伝導されず，心房が興奮しないためP波を欠くもので，当然，それ以後の心室の興奮を示すQRS波も出現しない。洞結節から刺激が出ているのか否かについては心電図上で判断することは不可能であり，洞停止（sinus arrest）なのか洞房ブロックなのか不明である。両方の呼び名があり，1960年代後半より，この洞房ブロックを含めて規則正しい刺激を出すはずの洞結節の役割がうまくいかず出現する不整脈をすべて洞不全症候群として総括する傾向にある。Rubensteinの洞不全症候群の分類上，洞房ブロック，洞停止はⅡ型に分類される（p.54）。しかし，ブロックの概念説明のため，あえてここでは洞房ブロックとして記載する。

Ⅳ章　徐脈性不整脈

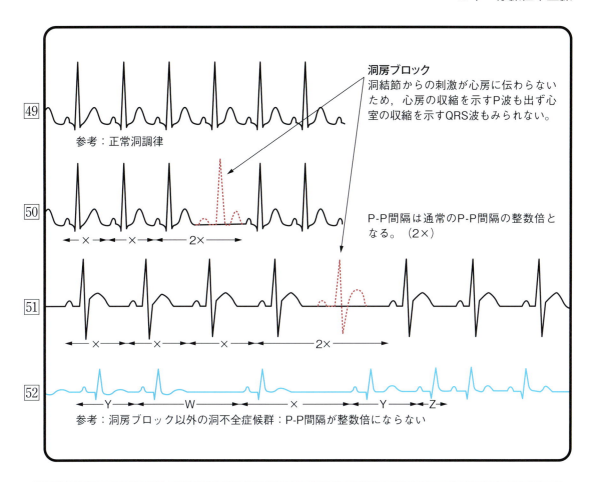

● 洞房ブロックへの対応

　洞房ブロックを発見したら，まずブロックの出現によって，どれほどR-R間隔が延長するかをみる。時々洞房ブロックが出現するのみでR-R間隔がそれほど延長しないものはさておき，続けて数個のP波の欠損によりR-R間隔が著しく延長するものはAdams-Stokes発作（p.55）の危険がある。R-R間隔の著しい延長によるめまい，失神などの症状があるものは，点滴投与下にペースメーカー治療の準備を進めなければならない。

2　1度房室ブロック

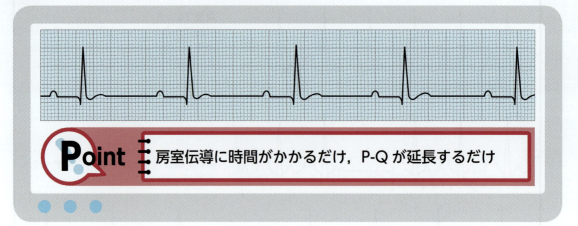

Point 房室伝導に時間がかかるだけ，P-Q が延長するだけ

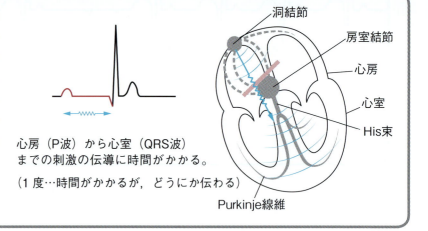

心房と心室の間で刺激の伝導に時間がかかるため P-R・P-Q 時間（間隔）が延長する。しかし，延長するのみで刺激は伝わる。よって P 波の後の QRS 波を欠くことはない。

心房（P波）から心室（QRS波）までの刺激の伝導に時間がかかる。
（1 度…時間がかかるが，どうにか伝わる）

1 度房室ブロックとは

　房室ブロック（atrio-ventricular block）とは心房から心室への刺激の伝導に障害があるものであるが，1度房室ブロックとは刺激に時間はかかるが，一応心室には伝わるものを指す。すなわち P-R 時間が 0.24 秒以上に延長しているものをいう。1度房室ブロックは，それ以上にブロックが進行しなければ危険なものではない。

　治療は基本的には原疾患の治療を行い，経過観察のみでよい。急性心筋梗塞，リウマチ熱などで1度の房室ブロックがみられるときは，基礎疾患に対する治療のみでもさしつかえないが，新しく生じたものでさらに高度のブロックに進展する可能性があるものは，注意深い監視を要する。

Ⅳ章　徐脈性不整脈

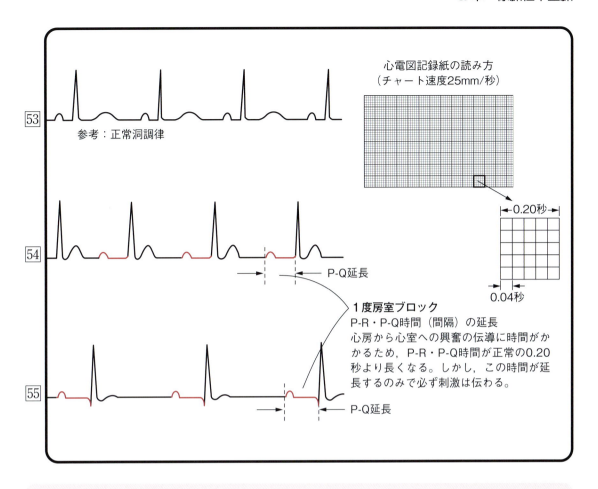

● P-Q時間（P-R時間）

　成人の正常のP-R時間は0.12～0.20秒とされており，0.24秒以上を明らかな病的延長とする。これは心電図記録紙を標準スピード（1秒間に25mm）で流したとき0.04秒の小さなマス6個（6mm）以上に相当する。

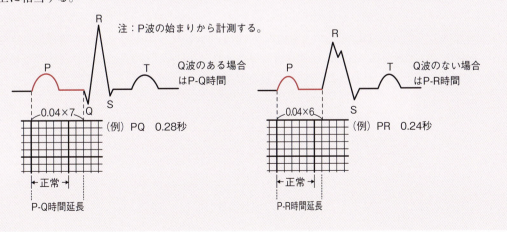

3 2度房室ブロック Type1 (Wenckebach型)

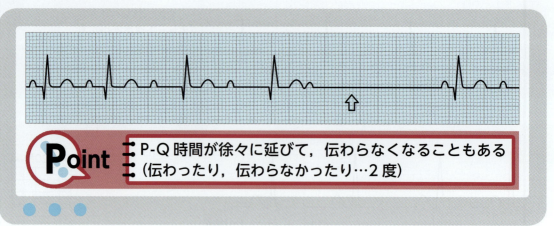

Point P-Q時間が徐々に延びて，伝わらなくなることもある
（伝わったり，伝わらなかったり…2度）

Wenckebach型

心房から心室への刺激の伝導時間，すなわちP-Q時間が徐々に延長し，ついにはQRS波が欠けるものであるが，P-Q時間の延びは，実際には1拍目から2拍目にかけてが一番長い。

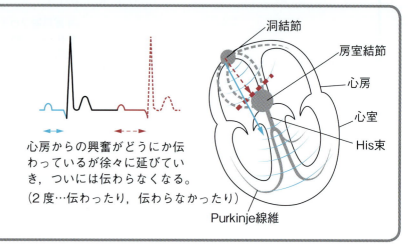

心房からの興奮がどうにか伝わっているが徐々に延びていき，ついには伝わらなくなる。
（2度…伝わったり，伝わらなかったり）

2度房室ブロック（Wenckebach型）とは

　心房からの刺激が伝わったり，伝わらなかったりする2度房室ブロックのなかで，最初はP-Q時間が延長するものの，どうにか心室まで伝わっていたが，その後1拍ごとにP-Q時間が徐々に延長し，ついには伝わらなくなってQRS波を欠くものをWenckebach型（MobitzⅠ型）の2度房室ブロックという。突然伝わらなくなるMobitzⅡ型の2度房室ブロックに比べ予後も良好で，その多くは可逆的であり，原因さえなくなれば房室伝導は正常に戻ることが多い。

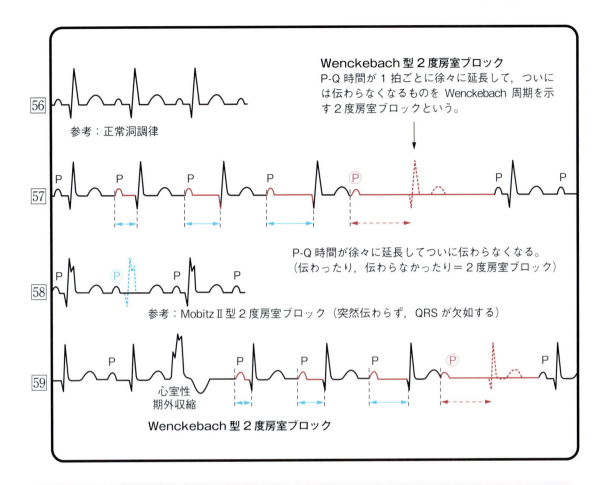

● Wenckebach 型の房室ブロック

　2度房室ブロックのなかでP-Q 時間が徐々に延長し，ついには QRS 波が欠落するものを Wenckebach 型の房室ブロックという。

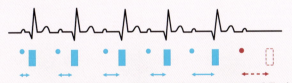

（P-Q時間の延長は実際には1拍目から2拍目にかけてが一番長い）

　2度房室ブロックのほとんどは，機能的ブロックともいえる可逆的なものが多いこの Wenckebach 型のブロックで，病変は房室結節内にあることが多い。臨床的には心筋梗塞，リウマチ性心筋炎，ジギタリス中毒などでみられるが，原疾患の治療に努めれば正常に戻る。したがって，とくに緊急的に対処する必要もないが，その後のブロックの進展には十分注意すべきである。

4 2度房室ブロック Type2 (Mobitz II型)

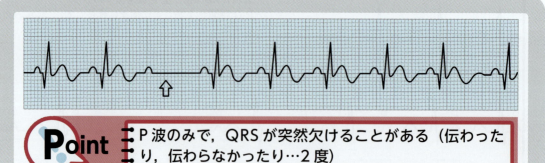

Point P波のみで，QRSが突然欠けることがある（伝わったり，伝わらなかったり…2度）

Mobitz II型
　一見正常な洞調律のようにみえていたリズムのなかで，突然伝導障害が発生したかのように心房から心室への刺激が伝わらなくなるもの。P波は正常に出現するにもかかわらず，いきなりQRS波が欠けることがある。
　⓵Pは出るがブロックされるとQRS ②が出ない。

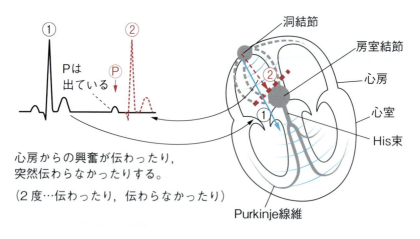

2度房室ブロック（Mobitz II型）とは

　心房から心室への刺激の伝導に障害がある房室ブロックのうち，2度房室ブロックとは，心房からの刺激が心室に伝わったり，伝わらなかったりするもので，伝わらないときには心室の興奮はみられない。したがって，ブロック時，心房の興奮を示すP波に続く心室の興奮波QRSが欠落する。この2度房室ブロックのうち，突然伝わらなくなったり，そしてまた伝わったりするタイプのものをMobitz II型の2度房室ブロックという。徐脈のため心不全症状の出現しているものや失神発作を伴う症例（Adams-Stokes症候群，p.55参照）などは治療を急がなくてはならない。2度房室ブロックのなかでもMobitz II型のものは，Wenckebach型に比べ予後の悪いものが多いので，決して見逃してはならない。

Ⅳ章　徐脈性不整脈

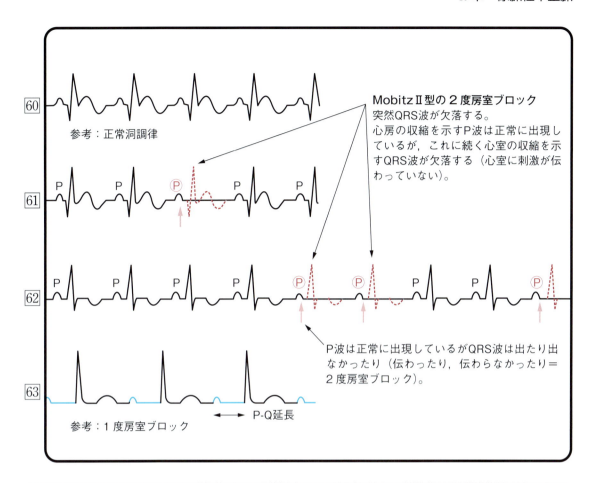

● MobitzⅡ型の房室ブロックの特徴

2度房室ブロックのなかで突然伝わらなくなるものをMobitzⅡ型の房室ブロックという。

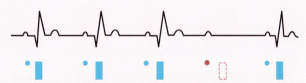

QRS波が欠けるのに何の規則性もない。突然欠ける。

軽症のうちはQRS波が1個欠けるだけであるが，重症になるとQRS波が数秒間出現せず，Adams-Stokes発作と呼ばれる失神発作をきたすこともある。一般には薬剤によるコントロールも不安定であり，ペースメーカー治療を要することが多い。

5 高度房室ブロック

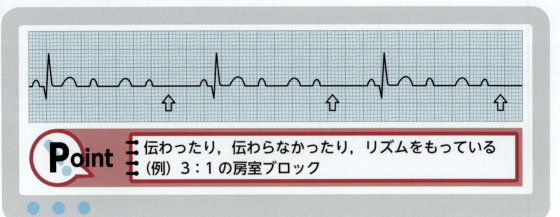

Point
- 伝わったり，伝わらなかったり，リズムをもっている
- （例）3：1の房室ブロック

P波は正常に出現するにもかかわらず，突然QRS波が欠けるが，P波と欠損するQRS波の間にある一定のリズムがあり，2または3つのP波に1つの割合などでQRS波が欠ける。
Ⓟは出るがブロックされQRS②③が出ない。

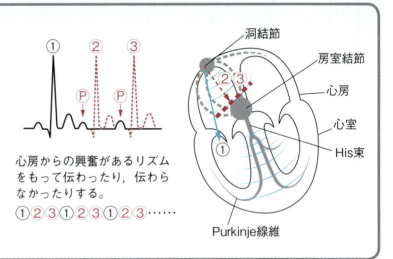

心房からの興奮があるリズムをもって伝わったり，伝わらなかったりする。
①②③①②③①②③……

高度房室ブロックとは

2度房室ブロックのなかでも2個のP波ごとに1個のQRSが伝わらない場合，P-Q間隔が延びている（Wenckebach型）のかP-Q間隔が延びていない（MobitzⅡ型）のか判断できない。ただ時々P波とQRS波は電気的に伝わっており，3度ではない。このように房室ブロックのうちで2：1伝導より伝導比の悪いものは，高度房室ブロック（advanced A-V block）と呼ばれる。

IV章 徐脈性不整脈

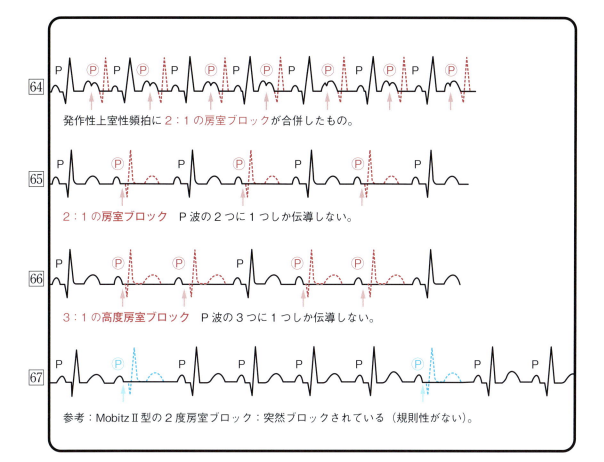

発作性上室性頻拍に2：1の房室ブロックが合併したもの。

2：1の房室ブロック　P波の2つに1つしか伝導しない。

3：1の高度房室ブロック　P波の3つに1つしか伝導しない。

参考：MobitzⅡ型の2度房室ブロック：突然ブロックされている（規則性がない）。

● 高度房室ブロック

P波の数個に1つが心室に伝導されるのみで3度房室ブロックと表現するには重症すぎるが，完全房室ブロックではないものを高度房室ブロックという（2：1伝導より伝導比の悪いものすべてをこの範疇に入れる）。

● ブロックの進展

2度房室ブロックの軽いものは小中学生や運動選手の健常者にみられることもある。これらは治療の対象となることは少ないが，若年者でもリウマチ熱による心筋症では高度ブロックに移行することもあり注意を要する。

6 3度房室ブロック（完全房室ブロック）

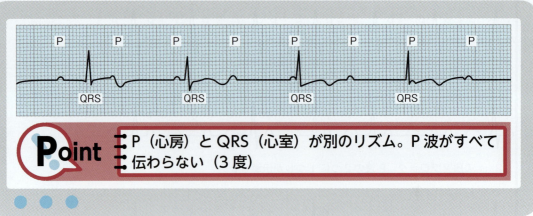

Point P（心房）とQRS（心室）が別のリズム。P波がすべて伝わらない（3度）

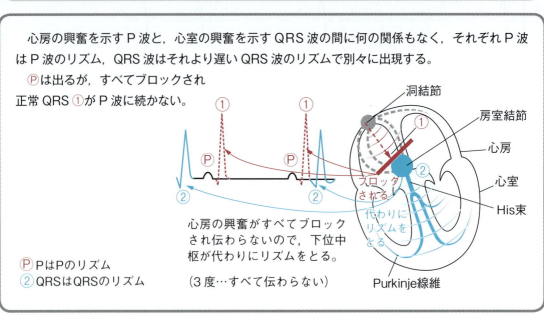

心房の興奮を示すP波と，心室の興奮を示すQRS波の間に何の関係もなく，それぞれP波はP波のリズム，QRS波はそれより遅いQRS波のリズムで別々に出現する。

Ⓟは出るが，すべてブロックされ正常QRS①がP波に続かない。

心房の興奮がすべてブロックされ伝わらないので，下位中枢が代わりにリズムをとる。
（3度…すべて伝わらない）

Ⓟ PはPのリズム
② QRSはQRSのリズム

3度房室ブロックとは

　3度房室ブロックとは，心房から心室への刺激の伝導に障害がある房室ブロックのなかでその障害がもっとも高度なもので，心房からの刺激がまったく心室に伝えられず，そのため心房と心室が互いにまったく無関係に収縮するものである。心房と心室の間で完全に刺激がブロックされるため完全房室ブロックとも呼ばれるが，完全房室ブロックのモニターをみたとき，もっとも注意すべきことは心室拍動数がいくつかということ，すなわち下位中枢がどこにあるかということである。心房からの刺激が完全に途絶するため，心室を自動的に収縮させる刺激は房室接合部か，His束，あるいは心室Purkinje線維の一部から出る。しかしこの場合，心拍数は洞調律に比べれば少なく，50/分以下である。下位中枢によって補充されるように続く調律を補充調律という。

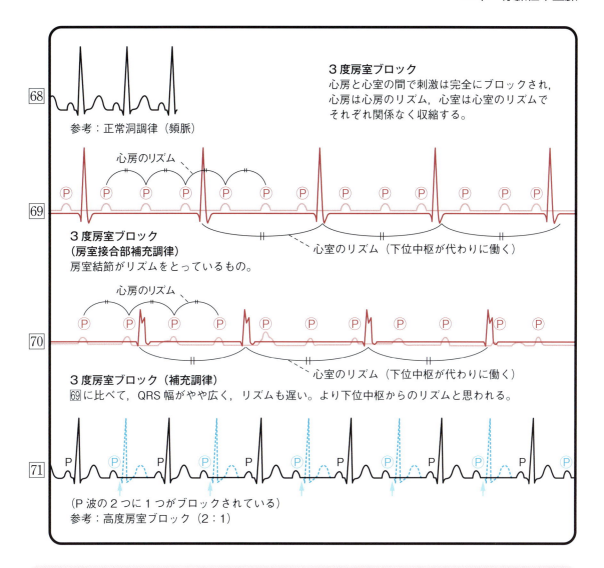

● 3 度房室ブロック（完全房室ブロック）の予後

　完全房室ブロックを呈するものにも，一過性のものと恒久的なものがある。刺激伝導系の退行変性や線維化による恒久的なものは，パーマネントペースメーカー植え込みの適応となることが多い。しかし，心筋梗塞やジギタリス中毒，リウマチ熱，心臓手術後に認める完全房室ブロック例には一過性のものもある。いずれにせよ一時的ペースメーカー治療がまず必要である。パーマネントペースメーカー治療の適応は His 束心電図検査によって判断される。

　大切なことは途絶えた洞結節部からのリズムに代わって，心室のリズムを決定している下位中枢がどこにあるかである。QRS 波の幅が正常で心拍数も 50/分前後なら，刺激は房室接合部か，His 束より出ており，心停止の危機も少ない。しかし QRS 波の幅が広く，心拍数も 50/分以下で不安定な場合は，心室の一部から不安定な刺激が出ている可能性があり，予後は悪い。完全房室ブロック例は，ペースメーカー治療の準備を急がなければならない。

7 洞不全症候群

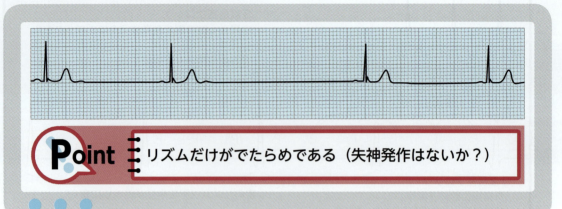

Point リズムだけがでたらめである（失神発作はないか？）

洞不全症候群の確定診断は，電気生理学的検査（EPS）によるが，モニター上ではP波，P-Q間隔，QRS波，T波などはいずれも正常であるにもかかわらず，ただ徐脈になったり頻脈になったり，リズムだけが異常なものとして発見されることが多い。

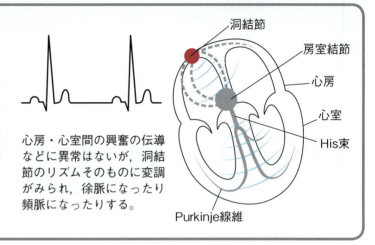

心房・心室間の興奮の伝導などに異常はないが，洞結節のリズムそのものに変調がみられ，徐脈になったり頻脈になったりする。

洞不全症候群とは

洞不全症候群（sick sinus syndrome；SSS）とは，本来規則正しい刺激を出すはずの洞結節に異常があり不整脈を示すもので，現在では前述の洞房ブロックをも含めて洞結節機能に異常をきたしているものをすべて洞不全症候群として扱っている。下位の心房・心室間の伝導などに障害は認めないため，P波，QRS波，P-Q時間などに異常はないが，P-P間隔は一定せず，著しい徐脈になることもあれば，著しい頻脈となることもある。よって徐脈頻脈症候群と呼ばれることもある。Adams-Stokes発作をきたすこともまれではないが，補充収縮（p.84参照）が出現することが多いためか房室ブロックに比べ死亡例は少ない。

＜Rubensteinの洞不全症候群の分類＞
Ⅰ型：原因不明の持続性洞徐脈
Ⅱ型：洞停止，洞房ブロック
Ⅲ型：徐脈と発作性上室性頻拍，徐脈と心房細動を合併したもの

Ⅳ章　徐脈性不整脈

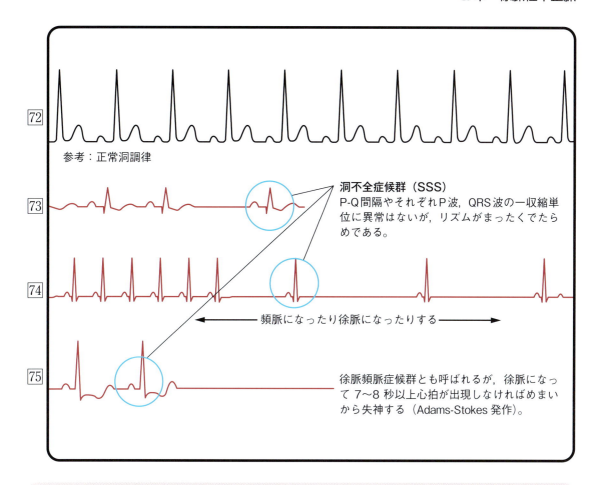

● 洞不全症候群と Adams-Stokes 発作

　脳血流が7〜8秒停止すれば人は失神するが，心臓の拍動に異常があり，7〜8秒以上心拍動が途絶したり，異常な頻脈や徐脈で十分な血液を拍出できなかったり，とにかく心臓に異常があり失神発作をきたすものを Adams-Stokes 発作と呼ぶ。各種のブロックや洞不全症候群では，この Adams-Stokes 発作を起こすものが多い。Adams-Stokes 発作を起こす一連の疾患を Adams-Stokes 症候群と呼ぶ。

　徐脈が著しい場合は硫酸アトロピンの静注，プロタノール®Lの点滴投与，経皮的ペースメーカーで心拍数を調節しつつ，ペースメーカー治療の準備を急ぐべきである。

　ジギタリス，抗不整脈薬など治療上必要な薬剤の投与により洞機能不全が悪化する場合はペースメーカー治療を確保したうえで行う（経静脈ペーシング，p.108〜参照）。

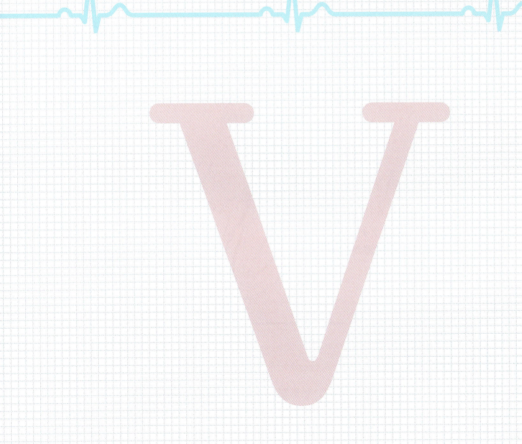

ペースメーカー

V

1 人工ペースメーカー

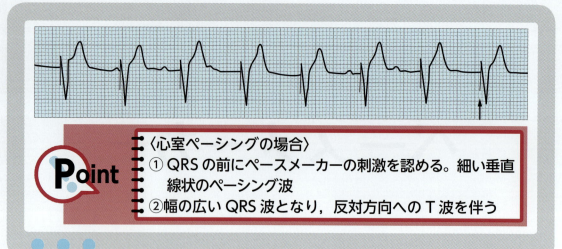

Point
〈心室ペーシングの場合〉
① QRS の前にペースメーカーの刺激を認める。細い垂直線状のペーシング波
② 幅の広い QRS 波となり，反対方向への T 波を伴う

　通常，ペーシングのためのカテーテル電極は右心室内に留置してあるため，心室内のある場所より刺激が出る形となる。心室の収縮を示す QRS 波は，ちょうど心室性期外収縮（VPC）と同じような幅の広い QRS 波となり，反対方向への T 波を伴う。また，ペースメーカーの刺激は QRS 波直前の一定の上下への振れとして確認される。

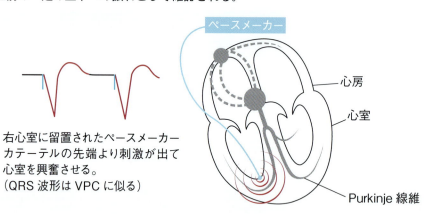

右心室に留置されたペースメーカーカテーテルの先端より刺激が出て心室を興奮させる。
（QRS 波形は VPC に似る）

人工ペースメーカーとは

　心拍数の異常な減少によって血行動態に著しい悪影響が出現した場合，電極を直接心筋に当て，人工的に電気刺激を与えて心臓を収縮させ心拍数を確保しようとする治療法がある。これには，刺激を発生する器械を体外に置き，一時的な刺激のみで，治癒後はカテーテル電極も抜去する一時的ペーシング法（テンポラリーペーシング）と，小さな人工ペースメーカーの器械（ジェネレーター）を体内（前胸部皮下）に植え込み，カテーテル電極も心臓内に留置したまま残す恒久的ペーシング法（パーマネントペーシング）がある。この人工ペースメーカーを用いるペースメーカー治療中のモニター監視では，ペーシング不全と呼ばれる異常が出現するか否かに注意しなければならない。

V章　ペースメーカー

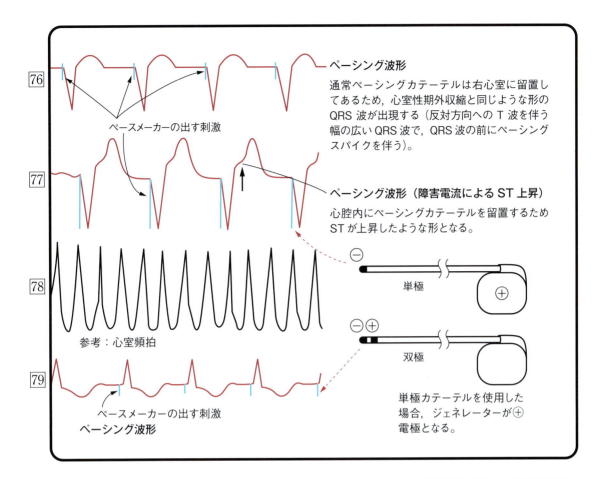

● ペーシングと閾値

　心筋は等興奮系（isobolic system）に属し，全か無かの法則（all-or-none law）に従う。すなわち，刺激の弱いときはどのような反応も示さないが，刺激がある一定の閾値（threshold）に達すると心房全体または心室全体に興奮伝達を行い，その後いくら刺激を強くしても，興奮伝達の様式は変化しない。したがって，ペーシングの出力は常にこの閾値よりも大きくしなければならない。

　ペーシング中にも時々自己心拍が出現することがある。このときペースメーカーは自己心拍を感知して刺激を出すのを休み，この自己心拍から決められた一定の時間後から再びペーシングを始める。これをデマンド機能といい，理解しておかないとペーシング不全と間違えやすい。

● 双極と単極

　ペースメーカーカテーテルにはカテーテルの先端に陰極と陽極がある双極のものと，カテーテル先端には陰極しかない単極のものがあるが，モニター上では単極のカテーテルを使用したときのほうがペーシングスパイクは大きい。（上図76：双極，78：単極，79：双極）

2 ペーシング不全

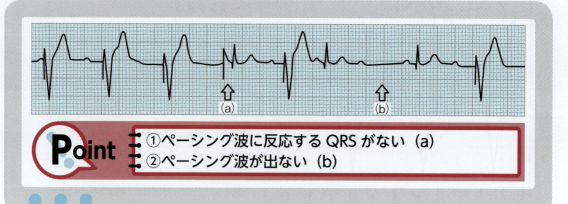

Point
① ペーシング波に反応する QRS がない（a）
② ペーシング波が出ない（b）

ペーシング中の患者に不整脈がみられたとき，まずデマンド機能（p.59, 62）がうまく作動しているか否かをチェックする。デマンド機能に異常がなく，ペースメーカーで保障されているはずの R-R 間隔よりも R-R 間隔が延長していれば，それはペーシング不全である。

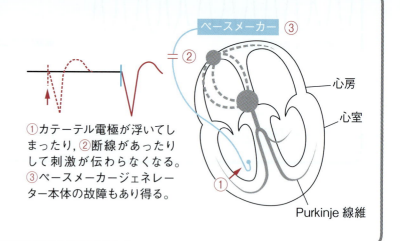

①カテーテル電極が浮いてしまったり，②断線があったりして刺激が伝わらなくなる。③ペースメーカージェネレーター本体の故障もあり得る。

♥ ペーシング不全とは

　ペースメーカーの機能不全には脈拍数が多くなりすぎるものと，脈拍数が少なくなり徐脈傾向になるものがある。一般に前者は自己心拍の出現を感知せず，自己心拍とペースメーカーリズムが合わさって頻脈傾向となるセンシング不全であり，後者はペースメーカー本体，あるいはカテーテル電極の異常，またはペースメーカーにより刺激を受ける心筋の閾値の上昇によるいわゆるペーシング不全である。

V章　ペースメーカー

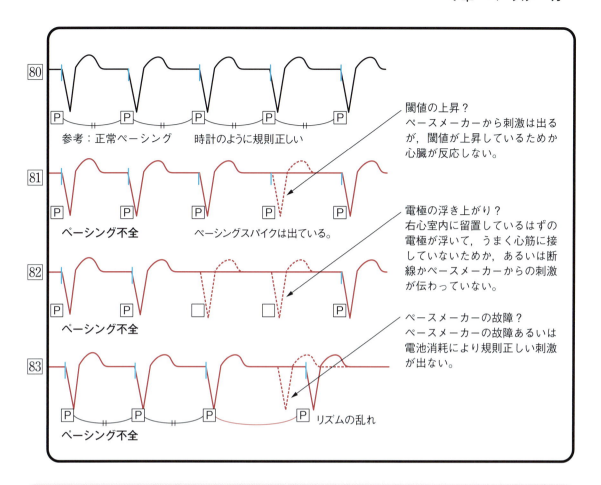

● ペーシング不全の発見

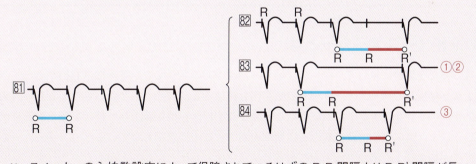

ペースメーカーの心拍数設定によって保障されているはずのR-R間隔よりR-R'間隔が長い

　ペーシング不全のなかでどの種類なのかを正しく診断することも大切であるが，より重要なことはペーシング不全による徐脈がどの程度であるかということである。

3 デマンドペースメーカー

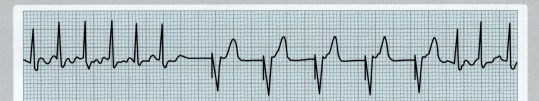

Point 自己心拍がない場合にのみペーシングを行う
（デマンド機能：待機機能）

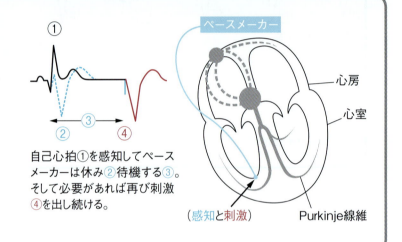

自己心拍が出た後、ペースメーカーはセットされた時間だけ待機する。したがって、通常のペーシング間隔と、自己心拍のR波から次のペーシングスパイクまでの間隔は等しくなるはずである。

自己心拍①を感知してペースメーカーは休み②待機する③。そして必要があれば再び刺激④を出し続ける。

デマンドペースメーカーとは

　心拍数の異常な減少に対して、ペースメーカー治療が開始されても、時々自己心拍が出現することもある。これを無視してペースメーカーも刺激を出し続けると、自己心拍と合わさって著しい頻脈となったり、R on Tの型で危険なリズムが続くことになる。自己心拍を優先し、競合を防ぐ機能をデマンド機能という。デマンド機能には抑制型と同期型がある。この機能をもっているペースメーカーを使用しても、自己心拍をうまく感知できず同じ調子で刺激を出し頻脈となることがある。これをセンシング不全（アンダーセンシング）という。

V章　ペースメーカー

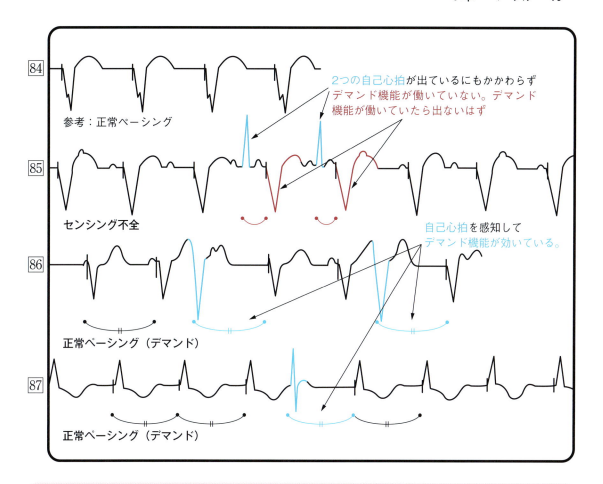

● センシング不全（アンダーセンシング）

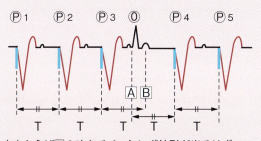

本来ならばⒷの時点でペーシング波形が出るはずであるが，Ⓐの時点で自己心拍Ⓞがたまたま出現したため，ペースメーカーは，これを感知してⒷの時点でのペーシングを1回休み，自己心拍Ⓞから一定の間隔Tをおいて再び規則正しいペーシングを続けている．したがってペーシング不全はない．

自己心拍を感知している（上図 86 87）

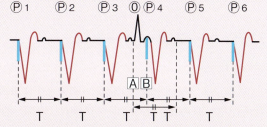

ペーシング波形だけをみれば，Tという一定の間隔でペーシング波形が出現しており正常であるかのようにみえる．しかしⒶの時点で自己心拍Ⓞが出現しており，デマンド機能が正常に作動すれば，この自己心拍Ⓞを感知してペースメーカーは休むはずであるが，Ⓟ3から一定の間隔Tをおいてペーシング波形Ⓟ4が出現している．これは自己心拍Ⓞを感知しないいわゆるセンシング不全である．Ⓟ4のペーシング刺激は自己心拍ⓄのT波の頂上付近で出現しており，R on Tの型となっている．きわめて危険な状態である．

自己心拍を感知していない（上図 85）

63

4 DDDペースメーカー

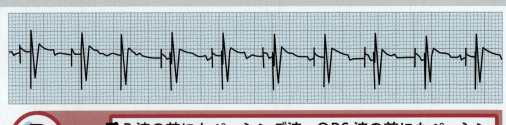

Point
- P波の前にもペーシング波，QRS波の前にもペーシング波を認める

DDDペーシング波形

P波の前，QRS波の前にペーシングスパイクを認めるが，ペーシングモードによってその出現の仕方は下記のごとくさまざまである。

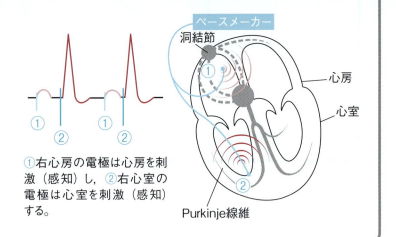

①右心房の電極は心房を刺激（感知）し，②右心室の電極は心室を刺激（感知）する。

DDDペースメーカーとは

現在使用されているペースメーカーは3〜5文字のアルファベットでその機能を表している（p.72参照）。最初の文字はペーシング部位（刺激を出す場所），次の文字はセンシング部位（自己心拍を感知する場所），3つ目の文字はペーシング様式（機構）を示す。ここでいうDDDペースメーカーの最初の2つのDは刺激を出す部位と感知する部位が心房，心室の2カ所（double）であることを示す。最後のDは抑制および同期，両方（double）の応答が可能であることを示す。すなわち，心房ペーシングは自己P波およびQRS波により抑制され，心室ペーシングは自己QRS波により抑制されるが自己P波に同期する。

DDDペースメーカーにより心房・心室の規則正しいペーシングが施行されると，心房の機能すなわち心室に血液を十分充満させ心拍出量を増加させる働きが加わるため，従来のVVIペースメーカーよりもより生理的で有利である。しかし，心房と心室へ2本のペーシングカテーテルを挿入留置しなければならない，ジェネレーターも大きく電池寿命も短い，などの欠点もある。

V章　ペースメーカー

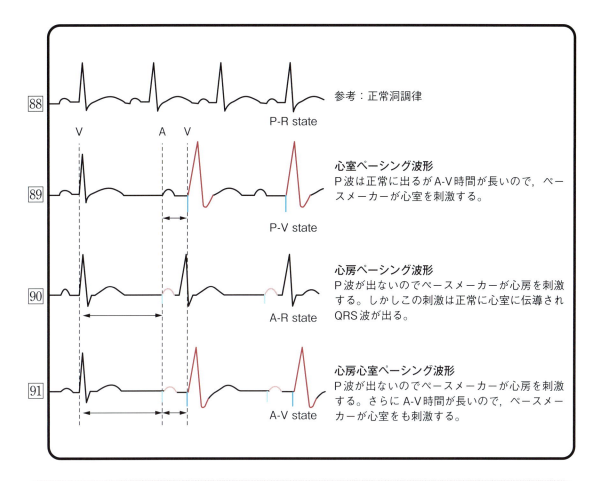

● DDD ペーシングのモード

DDD ペーシングのモードは上図のような4つのモードが考えられる。
- 比較的頻脈で設定されたレートより早くP波が出て，かつ A-V 時間に異常がないため自己P波，自己 QRS 波が出る場合（上図88）。
- 設定されたレートよりも早くP波は出るが，房室間に伝導障害があり，A-V 時間が延長するためペースメーカーが働き心室ペーシングを行う。よって自己P波の後に心室ペーシング波が出る場合（上図89）。
- 設定されたレートよりも徐脈で，設定された時間になってもP波が出ないため，ペースメーカーが働き心房ペーシング波の後に自己 QRS 波が出る場合（上図90）。
- 徐脈でかつ房室間に伝導障害もあるため，心房ペーシング波の後に心室ペーシング波が出る場合（上図91）。

5 両心室ペーシング（心臓同期療法；CRT）

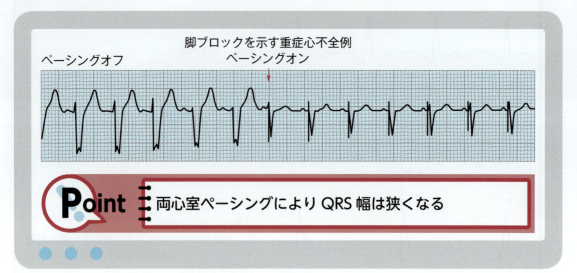

Point 両心室ペーシングによりQRS幅は狭くなる

両心室ペーシング（CRT）の適応
① 薬剤治療で心不全が改善しない。
② 心臓興奮時間が 0.13 秒以上に延長している。
③ 左室駆出率（左室容量に対する駆出量の比）が 35% 以下に低下している。

　左心室の刺激は，カテーテル電極を右心房の冠静脈洞から冠静脈内を進め，左心室の外側より行う。左右の両心室ペーシングであるが，左心室は左心室内からペーシングするわけではない。静脈系，右心系の操作のみで植え込みは可能である。

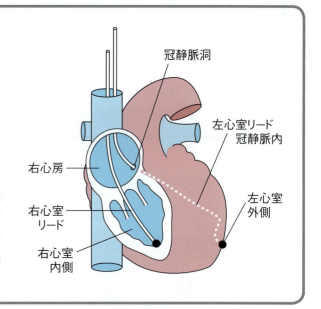

両心室ペーシングとは

　心臓が効果的に血液を拍出するには，心房，心室の連携はもちろん，左右の心室も同時に協調して収縮しなければならない。心室は 0.1 秒以内に刺激が流れて収縮するはずであるが，虚血性心疾患や心筋症により心臓が障害を受けると，電気刺激も伝わりにくくなって，心室興奮時間が長くなり，QRS は幅広くなる。このような伝導障害があると，血液を拍出する左右の心室の動きに統一性がなくなる。すなわち，協調性，同期性を失った状態になる。一般的に，心室興奮時間が 0.13 秒以上になるとポンプ機能が低下するといわれているが，両心室ペーシング（心臓同期療法，cardiac resynchronization therapy；CRT）とは，左心室と右心室を同時に刺激し，協調性と同期性を取り戻そうとするものである。

V章　ペースメーカー

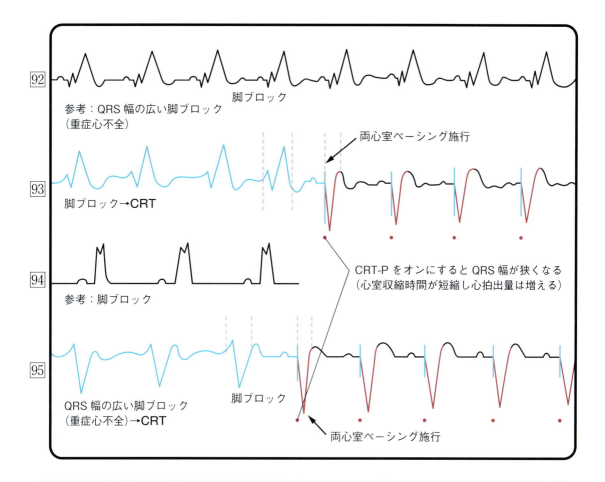

● CRT 前後の心電図変化

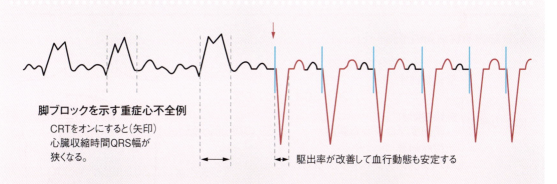

　協調性と同期性を失った非同期な収縮をする心臓に両心室ペーシングを行うと，心臓は再び同期して協調性を取り戻して収縮し，ポンプ機能は改善する。しかし，臨床的にはCRTの効果がみられない症例も3割近くあるといわれている。

6 ICD と抗頻拍ペーシング

ICD（植込み型除細動器）とは

　ICD（implantable cardioveter defibrillator）とは突然死の原因となる心室頻拍や心室細動に対し，自動的に不整脈の発生を感知して，自動的に除細動用電流を放電する体内植込み型の除細動装置のことである。不整脈の感知と放電をプログラムされたジェネレーター本体と，心内電位を検知する電極，さらに，ペーシング電極からなるリードシステムにより構成される。

突然死の予防

　致死的な不整脈である心室細動や心室頻拍は，原因となる原疾患の治療や薬剤による発生予防が大切であるが，薬剤による治療が困難な場合，植込み型の除細動器による治療が行われる。植込み型除細動器は心室細動や心室頻拍の発生を予防するものではなく，心室細動や頻拍発作が起きてしまったときに，突然死に至る前にこれを感知して自動的に対応できるように植え込むものである。重症不整脈例の治療に用いられる。

ICD の働き

①電気的モニター：ICD に内蔵されたコンピューターシステムは常に心拍をモニターしており，頻脈や徐脈があれば，治療を要する致死性不整脈か否かを判断する。
②電気刺激による治療：致死性不整脈と判断した場合，あらかじめプログラミングされた電気的刺激による治療を自動的に行う（除細動機能・抗頻拍機能・抗徐脈機能）。

ICD による突然死の予防

ICD の機能

- 除細動機能
  （ショックパルス）20〜30J　p.69 の図 96
- 抗頻拍刺激
  （高頻度プログラム刺激）　　p.69 の図 97 98 99
- 抗徐脈刺激
  （バックアップペーシング）

植込み型除細動器が作動し，除細動されたとき，
患者本人が痛みを感じることもある。

ICD

右心房

右心室

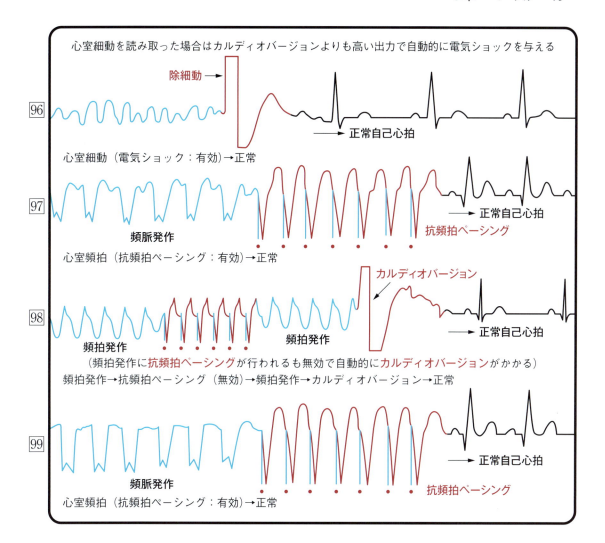

● 突然死の原因：Brugada 症候群

　1992 年 Brugada らは，特発性心室細動を起こす症例のなかで，非発作時の心電図上に，右脚ブロックと右側胸部誘導（V_1V_2）の ST 上昇を呈する症例があることを報告した。ST 上昇のタイプはサドルバック（馬の鞍）型とコーブド（弓なり）型に分類されるが，心室細動発作発生直前には一過性にコーブド型の ST 上昇が顕著化する。一発の R on T 型の心室性期外収縮から心室細動に移行することがあり，しばしば植込み型除細動器（ICD）の適応となる。QT 延長症候群と同様にイオンチャネル病として位置づけられている。

　Brugada 症候群の臨床像としては，①VF 初発は 40 歳前後，② 10：1 で男性に多い，③突然死の家族歴がある，④運動時の VF は少ない，⑤夜間や早朝の安静時に多い，⑥ VF は再発性である，⑦特発性 VF の 40 〜 60％を占めると考えられている。

● Brugada 症候群の胸部誘導（V_1V_2）にみられる ST 上昇

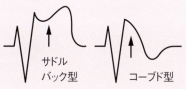

7 CRT-D

CRT-D（両心室ペーシング機能付き植込み型除細動器）とは

CRT-D（CRT-defibrillator）とは，前述の両心室ペーシング機能付きペースメーカー（CRT）と植込み型除細動器（ICD）の両方の機能を併せもつものである。

本体に組み込まれたコンピューターは治療記録を保持するが，体外からプログラマーと呼ばれる機器を当てて，本体の記録を読み取り，治療を確認することもできる。また，CRT-D本体の設定を変更することも可能である。

重症心不全の死亡の4割以上が突然死（不整脈死）であることから，除細動機能の付いたこのCRT-Dが主流になってきている。

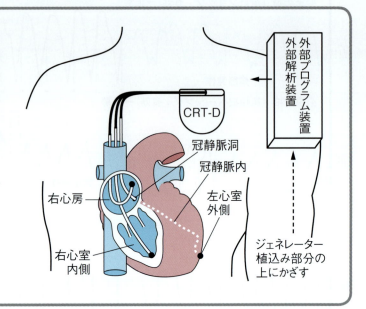

心筋症とCRT-D

CRT-DはCRTの機能により心不全を改善しながら，同時にICDの機能によって致死性不整脈による突然死を防止する。薬剤での治療が困難な心筋症，重症心不全例の治療に用いられる。

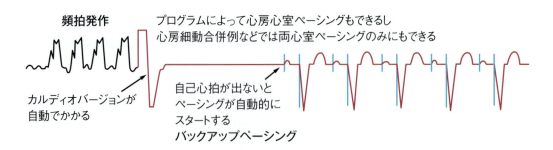

V章　ペースメーカー

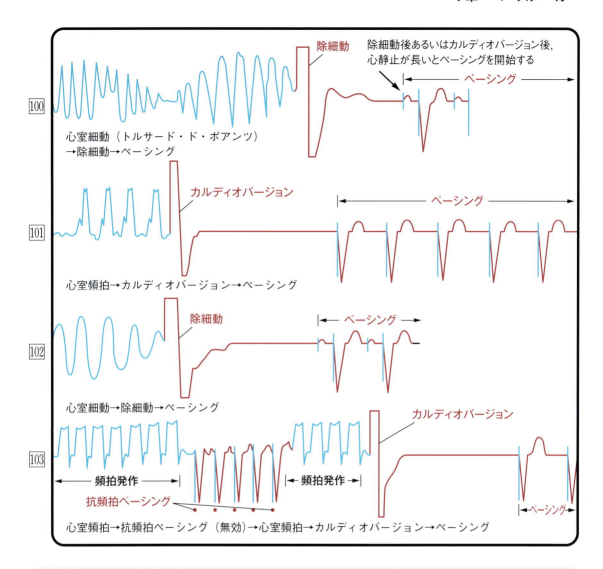

● **心筋症**

　心筋の細胞が異常に大きくなったり，変質したりする。結果として心室壁が厚くなったり，逆に薄くなったりして，心不全などさまざまな心機能障害を生じる。肥大型心筋症はじめ，心筋症では心室頻拍などの重症不整脈による突然死をいかに防止するかが問題となり，しばしばCRT-Dの適応となる。

　上図103のように，頻拍発作に対して抗頻拍ペーシングが行われても，これで頻拍発作が消失しない場合は，続いてカルディオバージョンが自動的に選択され施行される。超音波検査の進歩により心筋症の診断が的確に行われるようになりCRT-Dの植え込み例も増加してきている。

　心筋症は①拡張型心筋症（心腔が拡大し，心筋の収縮が低下する），②肥大型心筋症（左心壁の不均一な著しい肥大を特徴とする），③拘束型心筋症（心腔の狭小化を認め，高度の拡張障害を特徴とする），④不整脈原性右室心筋症（右室壁が薄くなり，心室性不整脈が頻発する），⑤その他分類不能の心筋症，に分類される。

ペースメーカーの知識

●ペースメーカーのコード表現

ペースメーカーにはさまざまな種類がある。その機能を簡潔に表現するためペースメーカーコード分類が用いられている（NBGコード分類）。3文字あるいは4文字，時に5文字で表現されるが，第1番目の文字は刺激部位，第2番目の文字は感知部位，第3番目の文字は反応様式，第4番目の文字はプログラム機能と心拍応答機能，第5番目の文字は抗頻拍機能を表している（five letter code）。

表1　NBGコード

位置	I	II	III	IV	V
項目	刺激部位	感知部位	反応様式	プログラム機能・心拍応答機能	抗頻拍機能
文字	A：心房 V：心室 D：両者	A：心房 V：心室 D：両者 O：感知機能なし	T：同期 I：抑制 D：同期＋抑制 O：なし	P：プログラム可能 M：プログラム可能（マルチ） R：心拍応答 O：なし	O：なし P：ペーシング S：ショック D：ペーシング＋ショック

（例）VVI：心室興奮を感知して，自己心拍が設定以上出現するとペースメーカーは抑制され，設定レート以下になると心室を刺激するもの（通常の心室ペーシング）

●生理的ペースメーカー

ペーシングにあたって，心房の機能も無視することなく，心房と心室を順次，ペーシングすることにより，心房と心室を収縮させるもの。自己の心房の興奮を感知しこれに同期して心室を刺激するタイプ。VAT，DVI，VDD，DDDなどがある。

●心拍応答型ペースメーカー

身体活動の程度，体動，呼吸数，体温，QT時間などをセンサーとして用いて，生体の需要に応じてペーシングレートを増加させるペースメーカー。AAIR，VVIR，DDDRなどがある。

●ペースメーカー症候群

ペースメーカー患者の心房と心室の収縮のタイミングが不適切なことが原因となる。めまい，息切れ，動悸，胸部の不快感などの強い自覚症状を訴える。

●ペースメーカーと頻脈

DDDペースメーカー植え込み例で，逆行性室房伝導があるとペースメーカー起因頻拍を起こすことがある。

●植込み型ペースメーカーと電磁波

最近の複雑な機能を備えた植込み型ペースメーカーは数々のプログラム機能を備えており，外界からの電磁波の影響を受けて，急にプログラム内容が変わったり，ペースメーカー機能が停止することもある。電磁的原因により，規定外の動作を生じる現象を電磁干渉という（electro-magnetic-interference；EMI）。

電磁干渉を起こす可能性のあるものとして電気メス，除細動器，MRI，低周波治療器，携帯電話，盗品防止装置，高電圧施設，発電施設，アーク溶接，リニアモーター，全自動麻雀卓などが知られている。

その他の不整脈

VI

1 上室性期外収縮

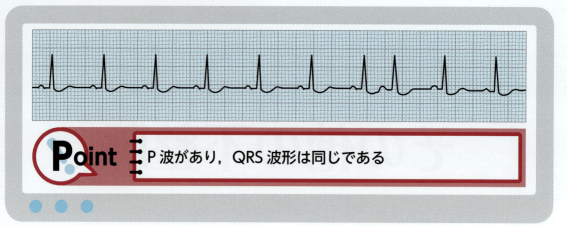

Point P波があり，QRS波形は同じである

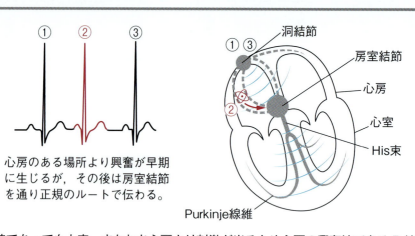

心房のある場所より興奮が早期に生じるが，その後は房室結節を通り正規のルートで伝わる。

期外収縮であっても上室，すなわち心房より刺激が出るため心房の興奮波であるP波を伴い，その後正常に房室結節に伝わり心室を興奮させるため，QRS波は正常である。時にP波が，先行するQRS波のT波と重なったりすることもあるため，注意深く観察する必要がある。(p.75 の図 106)

上室性期外収縮とは

　期外収縮のなかでも上室，すなわち心房から通常の周期よりも早い時期に刺激が出て心房，心室を順に興奮伝達するものを上室性期外収縮（supraventricular premature contraction）という。とくに多発している場合は，放置すると心房細動や粗動，あるいは上室性頻拍に移行する可能性が高い。しかし，R on T型（p.77）の心室性期外収縮のように直ちに心室細動と結びつけて，致死性不整脈として扱う必要はない。

　通常，上室性（心房性）期外収縮の場合，QRS幅は0.12mm/秒以下〔心電図の3マス（3mm）以下〕である。

VI章　その他の不整脈

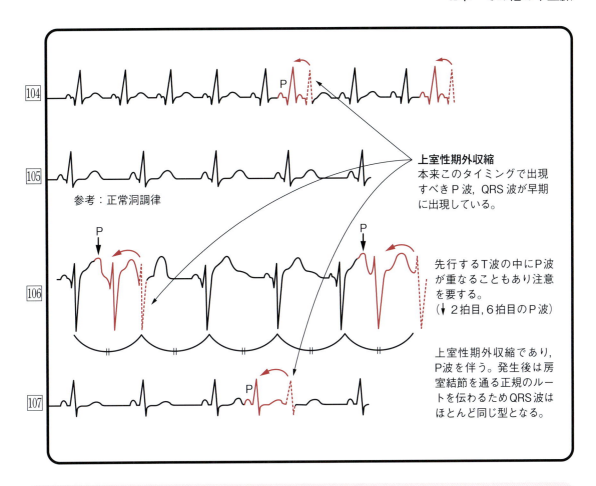

● **特殊な上室性期外収縮**

　上室性期外収縮の診断は比較的容易であるが，なかには心室内変行伝導（p.86）を伴う上室性期外収縮もあり注意を要する。この場合は心室中隔に伝わってから，右脚または左脚の不応期に，早期に興奮が到達するためQRS波の変形が生じ，心室性期外収縮に似たQRS波となる。そもそも心室内変行伝導とは病的な伝導障害ではなく，一方の脚に不応期が残っているために機能的な脚ブロックパターンとなるもので，特別の処置は必要ない。

　上室性期外収縮を発見した場合，まずするべきことは発作性頻拍症や発作性心房細動，あるいは狭心症，高血圧症，甲状腺機能亢進症，僧帽弁狭窄症，肺気腫症などの既往症をチェックすることである。上室性期外収縮が連続で続く場合，また期外収縮に続き心房粗動・細動が発生する可能性がある場合は治療の対象となる。しかし，心室性期外収縮発見時のように分単位で速やかな対応を迫られることはない。心疾患があり頻発する場合は抗不整脈薬を内服させるべきであるが，心疾患のない症例ではまず精神安定剤を投与する。いずれにせよ静注薬で緊急処置を要することはない。

75

2 心室性期外収縮（散発性）

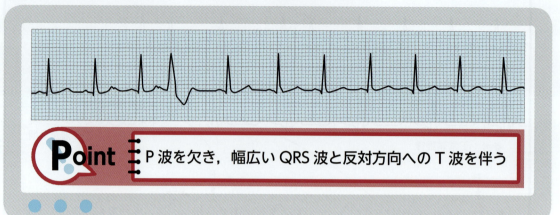

Point P波を欠き，幅広いQRS波と反対方向へのT波を伴う

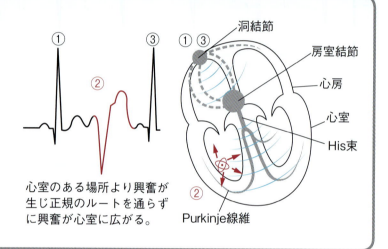

予測される周期よりも早期に，心室より刺激が出て心室が興奮するため，心房の収縮を示すP波を欠く。また心室内の刺激の伝導は正常なルートを通らないため時間がかかり，QRS波の幅も広く形も異なる。

心室のある場所より興奮が生じ正規のルートを通らずに興奮が心室に広がる。

散発性心室性期外収縮とは

　心室性期外収縮（ventricular premature contraction；VPC）もまた正常な心臓からも発生し得るもので，1日8～10万回の心拍の中に数百個混入する程度のものは病的とはいえない（健常者でも1日700個程度は出現し得る）。上室性期外収縮と同様，心房から心室への血液の流入期の途中で心室収縮が生じるため，拍出される血液量も著しく少なく，拍出量からみても好ましいものではない。この心室性期外収縮が上室性期外収縮に比べて臨床的により注目されるのは，心室性期外収縮は先行する心拍の心電図上のT波の頂上付近，いわゆる受攻期に発生した場合，それ一発で心室細動を惹起し，死に至らしめる可能性があるからである。

　心室性期外収縮のうち，①自覚症状がないもの，②基礎心疾患がないもの，③単形性のもの，④運動による減少傾向のあるもの，は治療を必要としない。

　器質的心疾患を有する患者にあっては，たとえ散発性の心室性期外収縮であっても，R on T型の心室性期外収縮や1分間に6個以上発生する心室性期外収縮は直ちに抗不整脈薬を投与する必要がある。

Ⅵ章　その他の不整脈

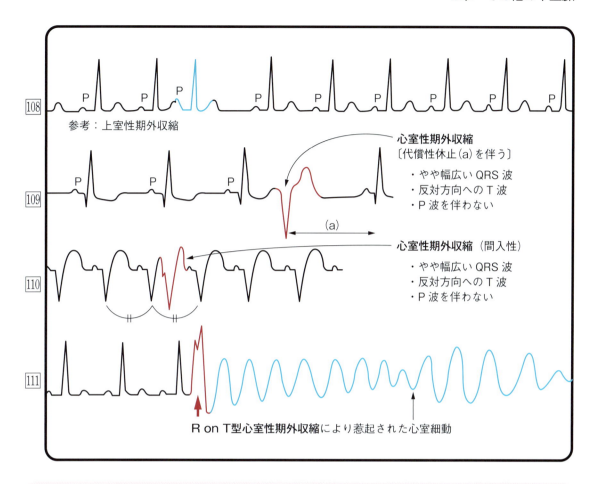

● R on T 型心室性期外収縮

　T波は心室の興奮がさめる過程を示すものである。この、さめる過程で他からの電気刺激（心室性期外収縮）を受けると心筋は細動を起こすことがある。Rは期外収縮のRであり、Tは先行する心拍のTを意味する。

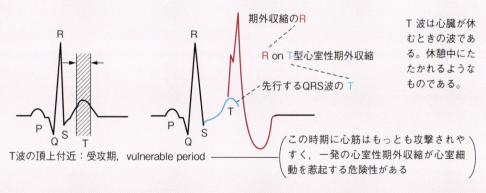

　スポーツなどでボールが胸に当たった後に心室細動を起こす心臓震盪は同じ機序による。

77

3 心室性期外収縮（頻発性）

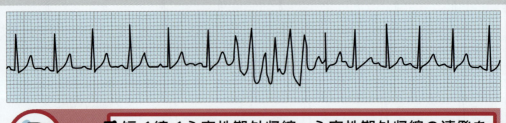

Point　短く続く心室性期外収縮，心室性期外収縮の連発を short run という

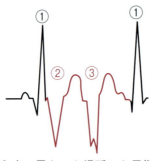

心室の異なった場所から早期に興奮が生じ心室に広がる。

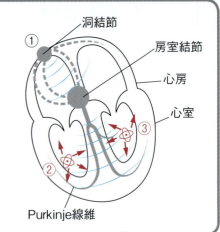

心室性期外収縮（VPC）の波形は，心室のどの場所から出現するかによって決まる。同じ場所から出現すれば同じ形となるが，異なった場所から出現すれば異なった形となる。VPCの形の種類だけ異常な刺激を出す部分がある。

頻発性心室性期外収縮とは

　心室性期外収縮のなかでも3個以上続けて出現するshort run型のものや，2個続けてペアで出現するもの，あるいは上向きのものと下向きのものがみられる二方向性心室性期外収縮と呼ばれるものなどが心筋梗塞などに伴い出現するようになれば，心室の異所性興奮性の進展を示すもので，虚血状態の進行も考えられ，危険信号ともいえる。心室の同一部位から発生する心室性期外収縮の形は同一であるはずで，形の異なる期外収縮はその形の種類だけ発生源があることになる。虚血性心疾患の急性期に多形性の心室性期外収縮がみられる場合は，それだけ虚血に陥った範囲が広いと考えられる。

　いずれも心室細動など致死性不整脈への移行が考えられるため，速やかな治療が必要となる。とくに心筋梗塞急性期の期外収縮の頻発には注意を要する。

VI章　その他の不整脈

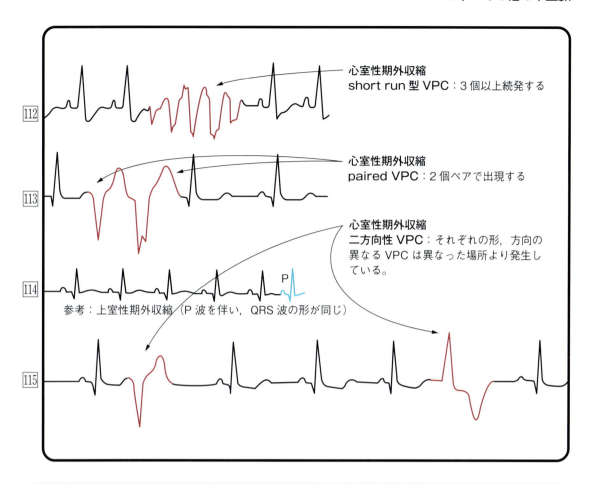

● 散発性と多発性心室性期外収縮

1分間5～6個以下を散発性（sporadic），それ以上を多発性（multiple）という。

● 多源性心室性期外収縮

先行洞調律とこれらの期外収縮の間隔（連結期）も長短さまざまとなり，R on Tの可能性が高く危険である。

4 心室性期外収縮（二段脈，三段脈）

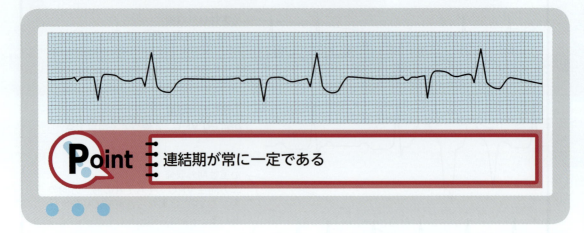

Point 連結期が常に一定である

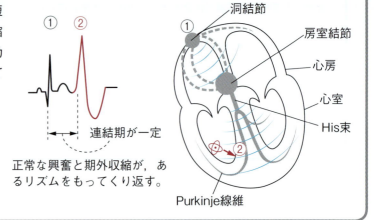

心電図上でR-R間隔の長短が交互に出現するが，期外収縮による拍動が小さいため橈骨動脈で触知する脈は二段脈として触れることは少ない。

リズムが一定である
①②①②①②
あるいは
①①②①①② など

正常な興奮と期外収縮が，あるリズムをもってくり返す。

二段脈とは

　二段脈（bigeminy），三段脈（trigeminy）などのグループビートのうち心電図上もっともよくみられるものは，1つおきに発生する心室性期外収縮による二段脈である。心室性期外収縮が多発する結果となり危険な状態にもみえるが，期外収縮までの連結期が長く，R on Tの危険がない場合には差し迫った危険はない。この二段脈はいったん出現するとしばらく続けて出る傾向にあるが，ジギタリス中毒との関係をチェックする必要がある。

Ⅵ章　その他の不整脈

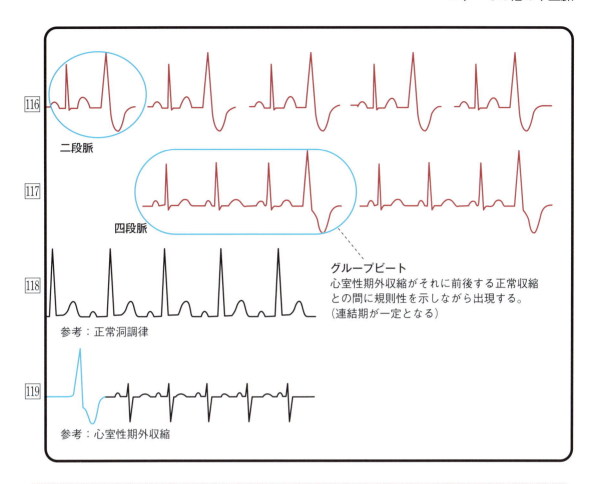

● 心室性期外収縮の連結期

　心室性期外収縮に先行する正常な QRS 群の R 波から、心室性期外収縮の R 波までの時間を連結期（coupling interval）という。この連結期が長く、先行する T 波の頂上よりも後に発生する期外収縮は危険ではなく、また、この連結期が固定しているものは比較的安全なものといえる。

　二段脈ともなれば期外収縮の数も多くなるが、二段脈は必ずしも重症の不整脈とはいえない。まずは連結期に注目すべきである。臨床上は徐脈性心房細動に心室性期外収縮が加わって二段脈となるものが散見されるが、これはジギタリス中毒が原因であることが多い。血清カリウム値をチェックし、低ければ補正する。R on T 型の危険があるものには抗不整脈薬の静注を考慮する。

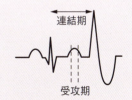

受攻期から外れるものは危険ではない。

5 脚ブロック

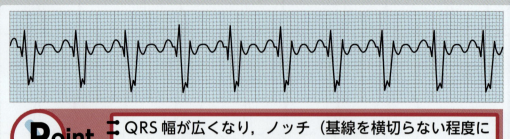

Point
- QRS幅が広くなり，ノッチ（基線を横切らない程度にQRS波が割れる）を認める。他は正常

0.12秒以上の幅広いQRS波を認め，2つのR波を認める場合は，12誘導心電図をとり，RR'の2つのR波を V_1，V_2 など右側胸部誘導で認めるのか，V_5，V_6 などの左側誘導で認めるのかで左右いずれの脚ブロックかを鑑別する。

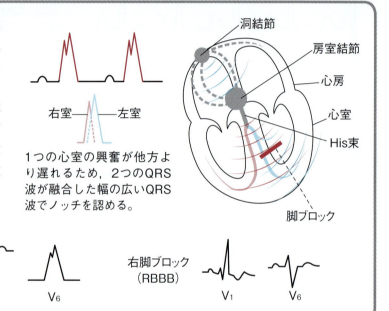

脚ブロックとは

洞結節→房室結節→His束→左右両脚→Purkinje線維という刺激伝導系のうち，左右いずれかの脚の伝導障害をきたしたものを脚ブロック（bundle branch block）という。脚ブロックのある側の心室の興奮が他方より遅れるため独特の幅広いQRS波をつくるが，通常，リズム不整はみられない。左右いずれの脚ブロックであるかの鑑別は12誘導心電図検査による。右脚ブロックはまったく健康な若年層にみられることもある。一般に左脚ブロックは重篤な心疾患を伴っていることが多いが，これまで脚ブロックに対する特別な治療は行わず基礎疾患の治療を行うのが一般的であった。しかしながら近年，左脚ブロックが重篤な薬剤治療無効の心不全にみられる場合は，両心室ペーシング（CRT）を行って，心機能の改善を図ることも可能となった（p.66参照）。

VI章　その他の不整脈

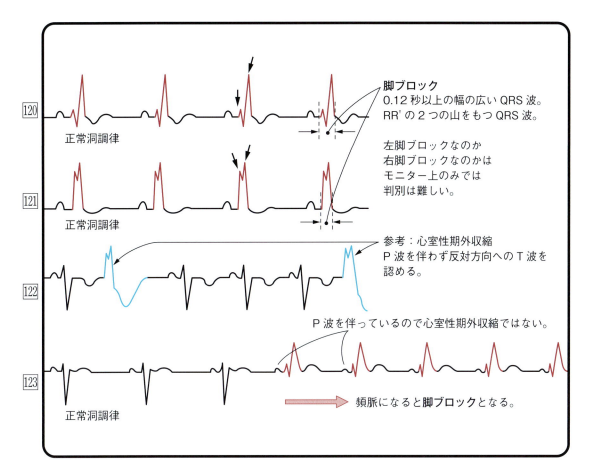

QRS間隔が0.12秒以上に拡大したものを完全脚ブロックといい，QRS間隔は0.12秒未満であるが，QRS波形が完全脚ブロックに類似するものを不完全脚ブロックという。

● 脚ブロックと不整脈

先に述べたように，脚ブロックとは一側の脚の伝導障害のみが存在するのであり，それのみで不整脈を生じることはない。しかし，脚ブロックのなかには rate dependent という心拍が速くなると発生してくる脚ブロックがある（上図123）。

左脚は厳密には前枝と後枝に分かれるため，この左脚前枝，後枝さらに右脚を加えて合計3枝とし，1枝ブロック，2枝ブロック，3枝ブロックという表現の仕方がある。このうちとくに2枝ブロックは2枝から3枝へとブロックが進行し，完全なブロックとなる可能性もあり注意が必要である。また1枝ブロックであっても，左脚ブロックは病的心筋と関係している場合が多く，His束心電図検査でH-V時間の延長を認めるものは房室ブロックへの進展の可能性もある。したがって，左脚ブロック例や右脚ブロック例のうち，左軸偏位を伴い2枝ブロックの可能性があるものは，将来，人工ペースメーカー治療が必要な事態に至ることも考えておく必要がある。

6 複雑な不整脈(1)

副収縮（parasystole）

　洞調律とは別に，ある1つの刺激発生源からある固有のリズムをもって刺激を発生している場合，これを副収縮という．その刺激発生場所によって心室副収縮，房室接合部副収縮，心房副収縮などと呼ばれる．臨床的には心室副収縮がもっとも多い．通常，洞性刺激に対し保護されているが，臨床的には普通の期外収縮と同様に扱う．心室性期外収縮では連結期が一定であることが多いが，副収縮では別のリズムで出現するため一定でないことが多い（p.85の図124のa, b, c）．

融合収縮（fusion beat）

　融合収縮とは洞調律による通常の収縮と期外収縮や副収縮とが融合したもので，P波，QRS波，T波などがそれぞれ融合した形で出現するものをいう．

補充収縮（escape beat）

　補充収縮とは上位中枢の支配から脱した，下位中枢からの興奮によって生じた収縮を指す（p.87の図129）．この補充収縮が2個以上続く場合，補充調律（escape rhythm）という（p.53の図69 70，p.85の図126 127）．補充収縮は洞房ブロックや洞静止のほか，房室ブロックなどでしばしばみられる．特徴は基本調律よりも遅れて出現することであるが，R-R間隔が延長したときに，下位中枢が働き，心拍が途絶えないようにという防衛機構である．完全房室ブロック例のQRS波は補充調律によるが，房室接合部性のものはQRS幅が狭く，心室性のものはQRS幅が広い．補充収縮のQRS波と先行QRS波のR-R間隔は補充間隔（escape interval）と呼ばれ，ほぼ一定である．

　なお，100/分未満の頻度の房室接合部調律は，促進性房室接合部調律と呼ばれ，100/分以上のものは房室接合部頻脈と呼ばれるが，これらは防衛機構としての補充調律ではないため，別に考える．

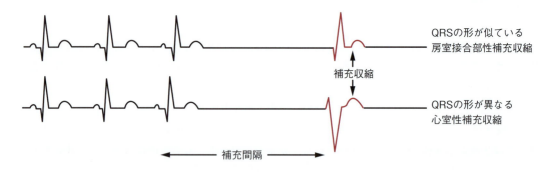

VI章　その他の不整脈

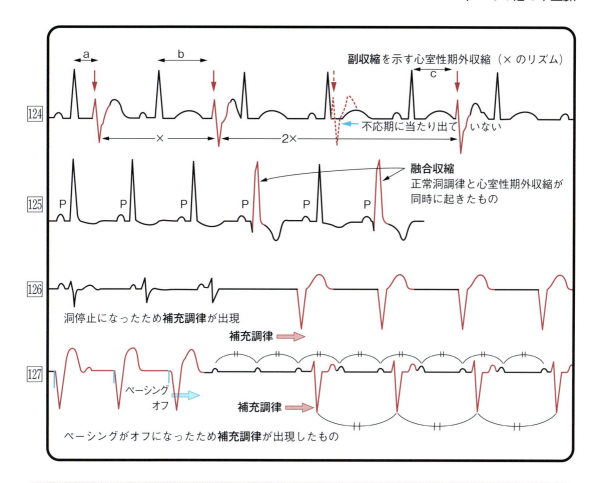

● 促進性心室固有調律（AIVR）

　固有心室調律は，完全房室ブロック例でみられる受動的なものがその典型例であり，通常40/分程度の心拍数を示すいわゆる補充収縮である。しかし，固有心室調律のなかに心室の下位中枢の自動能が亢進し，本来の心室固有調律より少し速くなったものがある。これが促進性心室固有調律（accelerated idioventricular rhythm；AIVR，p.25の図24）である。

　促進性心室固有調律は心室ペースメーカー細胞の自動能亢進の結果発生する。心筋炎，急性心筋梗塞，ジギタリス投与時などにみられる。この促進性心室固有調律のみで何らかの治療を要することは少ないが，心室頻拍に移行することもあり厳重な監視を要する。

7 複雑な不整脈(2)

心室内変行伝導 (aberrant ventricular conduction)

　心室内変行伝導とは病的な伝導障害ではなく，一方の脚に不応期が残っているため機能的な脚ブロック状態となることから生じるものであるが，心房性の期外収縮であっても心室内変行伝導があればQRS波は幅広くなり，他の上室性調律と異なるQRS波となる。したがって，心室性期外収縮に似た形となりその鑑別に注意しなければならない。

　変行伝導は通常脚レベルで生じ，右脚の不応期が左脚より長いため，変行伝導を生じたQRS波は右脚ブロック (p.82) 型を呈することが多い。

　したがって，QRS幅の広い期外収縮をみた場合，心室性期外収縮と即断せず，上室性期外収縮の変行伝導も含めて鑑別にあたるべきである。なお，鑑別のつきにくい場合は心室性不整脈として対処する。

　とくに変行伝導を伴う上室性頻拍と心室頻拍の鑑別はしばしばモニター上のみでは困難であるが，心室頻拍ではQRS幅が0.12秒以上であることが多く，融合収縮を認めることがある。

房室解離 (atrioventricular dissociation)

　房室解離とは心房と心室のリズム上の解離を示し，心房と心室が別々のリズムで収縮している状態をいう。3度房室ブロック時にもこのような状態になるが，このような房室間の伝導障害に基づくものは別にして，房室解離とは①洞調律が遅く房室接合部性の補充収縮が連続して生じている場合，②ジギタリス中毒や虚血性変化で下位中枢である房室接合部の刺激発生機能が亢進し，房室接合部頻拍が出た場合，などに用いられる。

等頻度房室干渉解離

　徐脈性の洞性不整脈がみられるとき，徐脈の著しい部分で補充収縮が起こり，それが何拍か続いているうちに，回復した洞調律の心房興奮（P波）と補充収縮で支配された心室興奮（QRS波）が，ほぼ等頻度で前後にみられることがある。これを等頻度房室干渉解離という。

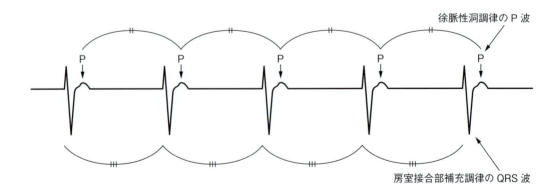

VI章　その他の不整脈

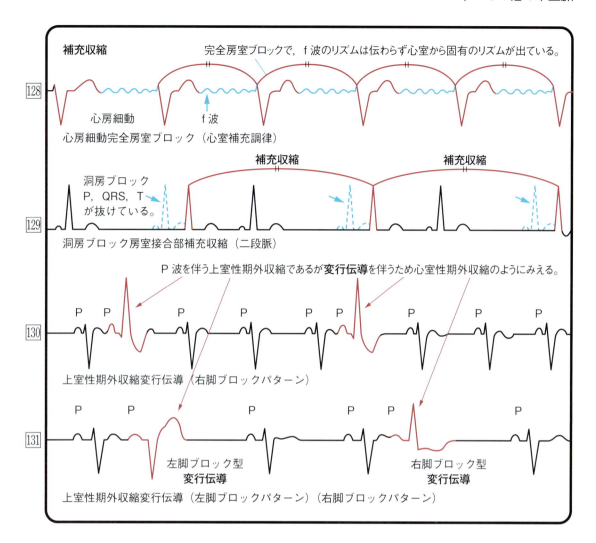

　タイミングによってP波が補充収縮の不応期に重なってしまい心房の興奮は心室に伝わらず，心房と心室は，それぞれ別々のリズムで支配され，解離した状態。なお，完全房室ブロックとの相違は干渉解離では，P波が必ず不応期にあることであり，不応期を脱した部分においてはP波はすべて房室伝導を行うことができる点にある。

心室捕捉（atrial capture）

　房室解離が生じたとき，房室伝導系が不応期を脱しているときに心房興奮が心室に伝導されることがある。これを心室捕捉という。

波形の変化を
とらえる

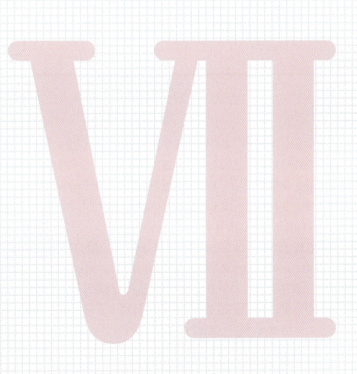

1 虚血 心筋虚血とST部分の変化

　心電図上のST部分の低下は心筋の虚血状態を示すとされ、狭心症における一過性のST部分の低下が代表的である。しかし、このほかジギタリス投与中や急性膵炎の心電図においてもST低下がみられることが知られている。ただし1つの誘導しか確認できないモニター心電図では、虚血の評価への鋭敏性は高くない。

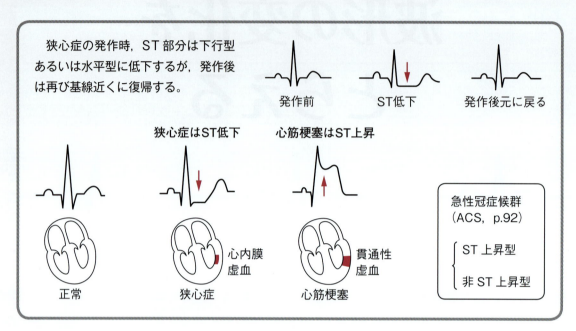

狭心症

　狭心症とは冠動脈の狭窄または攣縮により冠血流が減少し、心筋が虚血状態に陥った結果、強い胸痛をきたす疾患であるが、発作時には心電図上でST部分が低下する。この発作時のST低下はニトログリセリンの舌下投与など冠拡張薬の投与により冠動脈が拡張し、発作が治まれば元に戻ることを最大の特徴とするが、虚血に基づくSTの低下は水平型あるいは下行型である。なお、狭心症のなかで異型狭心症と呼ばれるものは、ST部分が逆に上昇する。

　単にST低下といっても低下の仕方はさまざまであるが、はっきり狭心症と診断ができれば、硝酸薬を1錠舌下投与するか、スプレー（エアゾル）投与する。古くより狭心症発作に舌下投与されてきたニトログリセリン舌下錠は1錠中にニトログリセリン0.3mgを含有する。通常1〜2分後には効果が発現し、約5分で最高効果を示す。効果は15分から1時間持続するが、無効の場合は2錠まで連続投与して差し支えない。しかし、いずれの冠拡張薬の投与にあたっても、血圧の低下に十分注意することが必要である。

VII章 波形の変化をとらえる

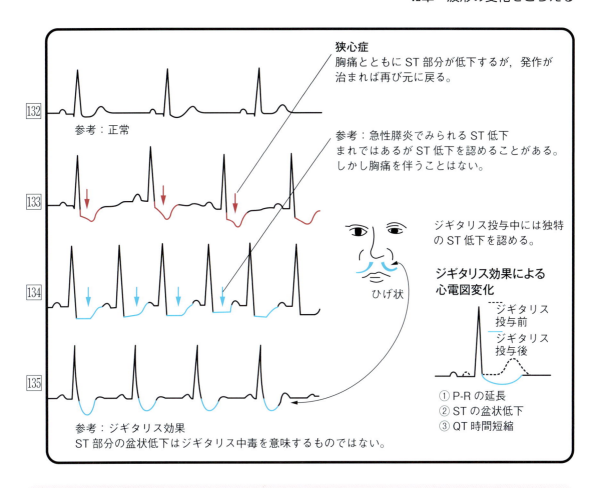

● 胸痛と心電図上の変化

　急性冠症候群の1/4は胸痛以外の症状で来院するともいわれ，また逆に，1万例以上の胸痛を訴える症例の分析で，心筋梗塞の20％，不安定狭心症の37％は正常心電図であったとの報告もある。
　胸痛がないから，あるいは心電図モニターにあまり変化がないからと気を抜いてはならない。とくに1mm以上のST低下，冠性T波，痛みを伴う動的ST・T変化は高リスクの不安定狭心症や非ST上昇型心筋梗塞のサインであることもある。心電図のみでなく心筋マーカーや超音波検査などにより慎重に診断にあたるべきであることはいうまでもない。

● 狭心症の分類

分類	発症しやすい時間	冠動脈の状態
労作性狭心症	労作時	狭窄
安静時狭心症	安静時	攣縮
異型狭心症	夜間，早朝	主冠動脈の攣縮

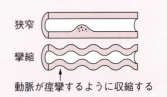

動脈が痙攣するように収縮する

2 虚血　心筋梗塞の経過とST，Tの変化

　心筋梗塞では時間の経過とともにモニター上の心電図が刻々変化する。すなわち，直後にはまずT波が増高し，次いでST部分が上昇する。さらに心筋が壊死に陥ると異常Q波が出現し，以後T波の陰性化を経て冠性T波の出現をみる。したがって，どのステージにあるのかを常に把握しながら監視を続ける必要がある。

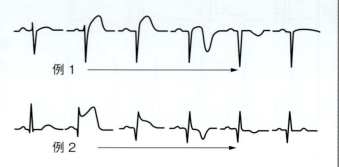

　図に示すように，T波増高からST上昇，異常Q波出現へと続くが，ST上昇は上に凸のドーム型であれば，0.05mV程度の上昇でも心筋梗塞を疑う。また，Q波については，幅が0.04秒以上で深さが0.1mV以上の場合は明らかに異常である。なお，冠性T波は左右対称で，先端のやや尖った陰性波を特徴とする。
（注）心電図上でのこのような変化が全誘導でみられるわけではない!!

心筋梗塞の典型的な経時的変化とST上昇の特徴

♥ 再灌流障害

　冠動脈の閉塞が短時間であれば，心筋細胞は障害を残さずに回復するが，虚血が長く遷延し，心筋細胞に不可逆的障害が生じた後に再灌流すると，かえって障害が増悪することがある。これを再灌流障害（reperfusion injury）という。

♥ 急性冠症候群（ACS）

　急性冠症候群（acute coronary syndrome；ACS）とは，突然の冠動脈閉塞もしくは亜閉塞によって起こる病態の総称で，急性心筋梗塞と不安定狭心症，さらに心臓突然死を含む。急性冠症候群は生命にかかわる症候群であるが，冠血行再建を直ちに行う必要がある重症例から，薬剤により治療可能な軽症のものまで，その重症度はさまざまである。急性冠症候群はST上昇を認めるST上昇型とST上昇がはっきりしない非ST上昇型に大別される。非ST上昇型は心電図診断がしばしば困難で心筋マーカー（トロポニンT，トロポニンI）などにより診断される。

　急性冠症候群のうち，ST上昇を伴う心筋梗塞は線溶療法や経皮的冠動脈インターベンション（p.95）の適応であり，その治療効果は発症から早期であるほど高い。

Ⅶ章 波形の変化をとらえる

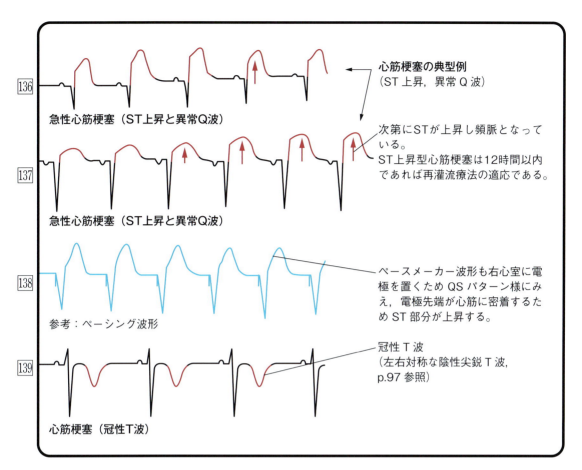

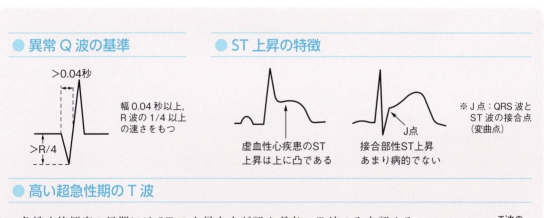

● 高い超急性期の T 波

　急性心筋梗塞の早期にはSTの上昇をまだ認めず高いT波のみを認めることがある。これをhyperacute Tという（p.97参照）。

冠動脈の検査と治療の知識

●冠動脈造影検査とコロナリーインターベンション

経皮的にカテーテルを用いて冠動脈を造影し，虚血性心疾患の原因となる冠動脈閉塞や狭窄程度を適切にとらえることが広く行われるようになったが，その閉塞部位や狭窄部の表現には「右冠動脈②番の75%狭窄」というような表現が用いられる。

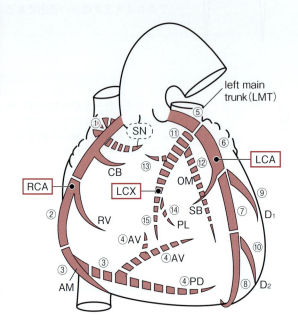

右冠動脈	RCA ①②③④	洞結節枝 SN 円錐枝 CB 右室枝 RV 鋭角枝 AM 後下行枝 PD 房室結節枝 AV
左冠動脈 （LCA）	LMT ⑤	主幹部（LMT）
左前下行枝	LAD ⑥⑦⑧⑨⑩	中隔枝 SB 第1対角枝 D1 第2対角枝 D2
左回旋枝	LCX ⑪⑫⑬⑭⑮	鈍角枝 OM 後側壁枝 PL

左冠動脈主幹部（LMT）に狭窄や閉塞を生じると，急性期にQ波を伴わないST下降がaV_L V₂～V₆誘導で認められる。

◆右冠動脈（①番から④番）

①：右冠動脈起始部から右室枝（RV）分岐手前まで。
②：右室枝（RV）起始部から鋭角枝（AM）起始部手前まで。
③：鋭角枝（AM）から後下行枝（PD）起始部手前まで。
④：後下行枝（PD）分岐部から末梢まで。なかでも，房室結節枝があるものを④AV，後下行枝は④PDと呼ぶ。

◆左冠動脈主幹部（⑤番）

⑤左冠動脈起始部から，左前下行枝と左回旋枝の分岐部手前まで。

◆左前下行枝（⑥番から⑩番）

⑥：左主幹部から左前下行枝の第1中隔枝（SB）まで。
⑦：第1中隔枝分岐部から第2対角枝（D2）手前までの左前下行枝。

⑧：第2対角枝から末梢の左前下行枝。
⑨：第1対角枝（D1）。
⑩：第2対角枝（D2）。

◆左回旋枝（⑪番から⑮番）
⑪：左主幹部から分岐した左回旋枝の起始部。通常，左回旋枝起始部から鈍角枝（OM）まで。
⑫：左回旋枝から分岐する鈍角枝（OM）。
⑬：鈍角枝（OM）を分岐した後，後房室間溝を走行する部分。
⑭：⑬から分岐した側壁を走行する側壁枝（PL）。
⑮：⑬から⑭を出した後の下行枝（PD）。

● コロナリーインターベンション（経皮的冠動脈インターベンション，PCI）
　近年，長足の進歩を遂げた経皮的・経動脈的カテーテル操作による冠動脈への直接的な治療は，バルーンカテーテルによる狭窄動脈の拡張や狭窄部へのステントと呼ばれる内側からの突っ張り器具の挿入留置に代表されるが，冠動脈の狭窄を解除するさまざまな新しいカテーテルが考案されている。

● 冠動脈に対する治療法
（A）PTCA：経皮的経管的冠動脈形成術
　　上肢や下肢の動脈より血管穿刺によって挿入したカテーテルを用いて行う冠動脈形成術。

　　① PTCA用バルーンカテーテル　　② PTCA用ステントカテーテル（冠動脈ステント）

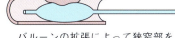
バルーンの拡張によって狭窄部を拡張しようとするもの

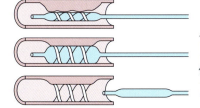
バルーンにセットされたステントと呼ばれる内側からの突っ張りを残して内腔を維持する

　・薬剤溶出性ステント（Drug-eluting-stent；DES）
　　　異物である金属のステントでは血小板などにより血栓形成をきたすが，これを防止するため薬物をステントに塗り込んだDESが使用されるようになった。しかし抗血小板薬の不適切な中断や減量によって金属ステントより遅発性の再狭窄を生じやすい。
（B）PTCR：経皮的経管的冠動脈血栓溶解療法
　　経静脈的に大量に，あるいは冠動脈内に直接，血栓溶解薬であるウロキナーゼや組織プラスミノゲンアクチベータ（t-PA）を，発症12時間以内に投与し，再開通を図ろうとするもの。

3 血清カリウム値とT波の変化

電解質異常

　血清カリウム値の増減は心電図上にさまざまな変化をもたらすが，危険な高カリウム血症の出現時にはT波の高さの変化に注目すべきである。

> 　高カリウム血症ではP波の消失，QRS幅の増大，S波の増強，T波の尖鋭化を認める。逆に低カリウム血症ではT波の平低化，U波の増高を認める。
> 　T波はQRSとの対比においてその大きさをみつめること。
>
> 正常では一般にT波の高さは12mm未満
>
> カリウム上昇：QRS波は低く，幅広く，T波は高く

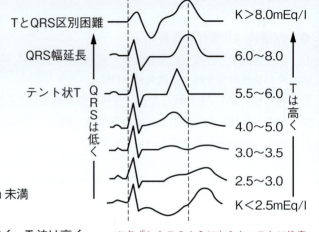

※必ずしもこのようにならないことに注意

高カリウム血症

　高カリウム血症とは，血清カリウム値が5.5mEq/l以上になった場合をいうが，心電図上ではT波の尖鋭化が特徴的である。高カリウム血症は放置すると心室細動，心停止をきたすため，高カリウム血症の出現と進行をモニター上でも見逃してはならないが，その影響はT波のみならずP波，QRS波上にも現れる。P波は高カリウム血症の進行とともに平坦化し，その幅は広くなり，ついには消失するが，血清カリウム値が8mEq/lを超えるとQRS波の幅も著しく開大してくる。

　高カリウム血症は低カリウム血症に比し緊急処置を要する場合が多いが，あらゆる保存的療法に抵抗し，引き続いて血清カリウム値の上昇を認める場合は緊急血液透析に踏み切るべきである。

　高カリウム血症の原因としては，①腎不全，②熱傷，③消化管出血，④アシドーシス，⑤低アルドステロン症，⑥感染症，⑦副腎機能不全，⑧薬剤：カリウム保持性利尿薬，ACE阻害薬，などがあげられる。

　高カリウム血症があっても，T波増高を伴う典型的なテント状T波を呈するものは30%にすぎないとの報告もある。

　また，くも膜下出血などの頭蓋内疾患の際，広範な誘導に深い陰性T波（cerebral T wave）が出現することがあり，これを脳性T波ということもある。

Ⅶ章 波形の変化をとらえる

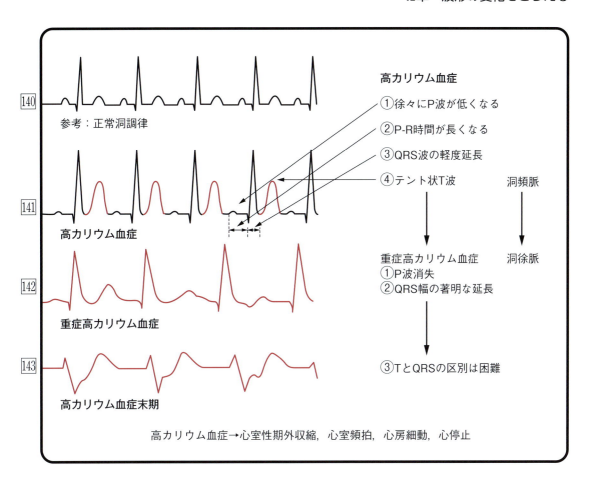

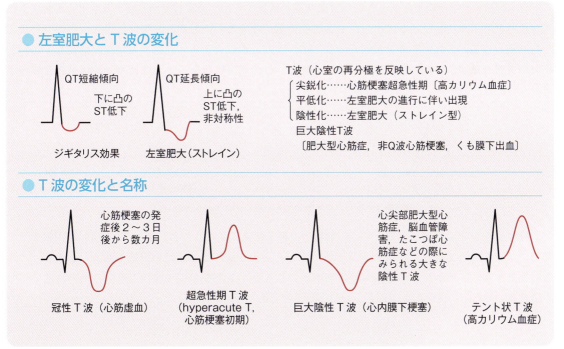

97

心房負荷
4 左右の心房負荷とP波の変化

　心房の興奮波であるP波は心房の状態を反映する。僧帽弁膜疾患により左心房の異常拡大をきたした症例では僧帽性P波と呼ばれる二峰性のP波を示し，肺高血圧に陥った症例では肺性P波と呼ぶ高い尖ったP波を認める。なかでもP波の尖鋭化は肺高血圧症の進行を示す変化としてモニター中も注意する必要がある。

　左房負荷による左心房の拡大で，P波は幅の広い二峰性のP波となり，右房負荷による右心房の拡大で尖鋭化した高いP波となる。しかし，胸部の双極誘導の1つのみを記録するモニター上，常にこの変化がみられるわけではない。

肺性P波：
　Ⅱ，Ⅲ，aV_F 誘導にて出現しやすい
僧帽性P波：
　Ⅰ，Ⅱ，V_5，V_6 誘導にて出現しやすい

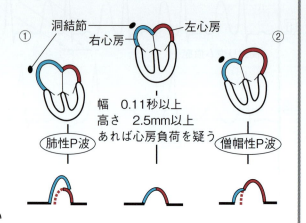

右房負荷と左房負荷

　①右心房拡大，右房負荷があると右房興奮時間が延長するが，通常右房は左房よりも早く興奮するため左房興奮終了よりも遅れることなくP波の幅は広くならない。しかし，電位は増大するので尖鋭化したP波となる。これを肺性P波という。一方，②左心房拡大により左房興奮時間が延長し，右房と左房の興奮の極期がずれるとP波は二峰性となる。この左房負荷を示す二峰性のP波は僧帽弁膜症などでみられることがある。これを僧帽性P波という。

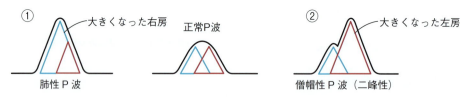

洞結節は右寄りにあるため右房（青）のスタートが早い

　二峰性P波，尖鋭P波をとらえて心房負荷の有無を厳密に論じるのは，標準12誘導心電図検査上で初めてできることであり，モニターのP波のみをとらえて論じることは不可能である。しかし，これらの知識を基に，モニターの電極の位置を変えることなくP波を監視し続けると，その経時的変化で心房負荷の進行と消退をとらえることができることもある。

Ⅶ章　波形の変化をとらえる

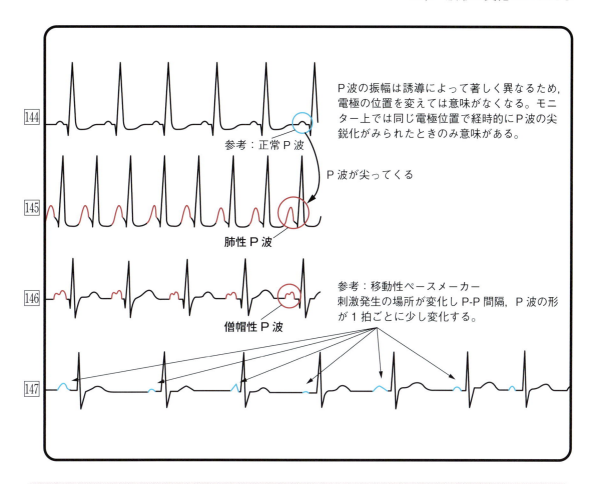

● 移動性ペースメーカー（wandering pacemaker）

　モニター上で認めるＰ波の変化としては，時に1拍ごとにP-P間隔の変化を伴ってＰ波の形が変化するものがある。これは刺激発生の場所が移動しているもので移動性ペースメーカーと呼ばれるが，この不整脈は迷走神経の緊張が関係しているものでとくに治療の必要はない。

● 肺性Ｐ波（P pulmonale）

　右房負荷はしばしば肺高血圧により起こるので，右房負荷時の特徴的な高い尖鋭なＰ波はしばしば肺性Ｐと呼ばれる。

● 僧帽性Ｐ波（P mitrale）

　左房負荷は通常，僧帽弁狭窄あるいは閉鎖不全の際にみられるため，左房負荷時の幅広い結節性Ｐ波は，しばしば僧帽性Ｐと呼ばれる。

緊急時対処の基本的手技

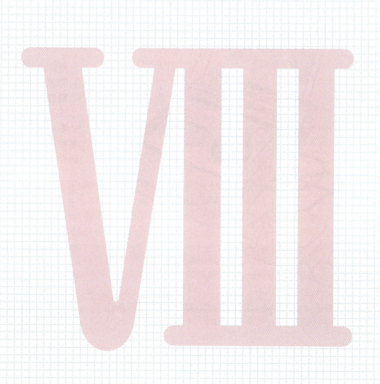

VIII

1 自動体外式除細動器

　わが国では年間約7万5千人の心臓突然死が発生しているが，その多くが心室細動によると推測される。これらの心室細動例を救命するためには，除細動成功率の高い発生後数分以内に除細動すべきである。発生直後の比較的大きな粗い波形は，数分で細かい小さな波形となり，放置すれば心静止に至る。細動の振幅が0.2mVを超えている間は30％近い生存蘇生率があるが，振幅が0.2mV以下の場合には5％前後といわれている。病院到着時に医師が除細動器を使用するより早く，心室細動発生現場近くで，できるだけ早期に除細動を行う。救命率を上げるため，医師以外でも使用可能な半自動体外式あるいは自動体外式除細動器（automated external defibrillator；AED）が開発され，ヨーロッパ，米国，日本を中心に世界で広く使用されている。

　半自動体外式除細動器，自動体外式除細動器内には心電図波形自動解析プログラムが内蔵されており，その解析精度は一般臨床医のレベルに匹敵する。したがって，基本的に意識のない心停止例（心室細動例）を対象とするという前提を守る限りは誤作動の危険性は少ない。

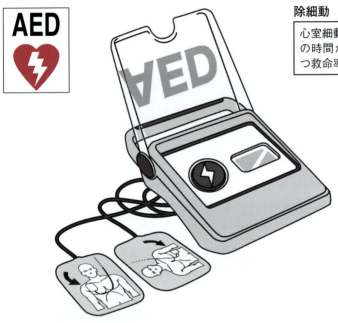

除細動

心室細動発生後，電気ショックを与えるまでの時間が1分経過するごとに，7〜10％ずつ救命率は低下する。

（1）意識のないことを確認する。
（2）胸部に電極パッドを貼る。
（3）電源ボタンを押す（ふたを開けると自動的に電源が入るタイプもある）。
　半自動式……音声案内に従って除細動することもできるし，中止することもできる。また音声指示に逆って電気ショックを加えたり，エネルギー設定を変更することも可能である。
　全自動式……除細動の必要性の判断，除細動の実行をすべて自動的に行う。
　いずれを使用するにせよ音声案内に従い，倒れている人から離れることが大切である。

〔日本救急医療財団心肺蘇生法委員会監：改訂5版 救急蘇生法の指針2015（医療従事者用）．へるす出版，東京，2016．より引用〕

● PAD（public access defibrillation）

　自動体外式除細動器を用いた公共の場での除細動

Ⅷ章　緊急時対処の基本的手技

♥音声案内モデル

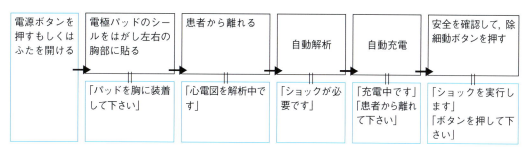

※自動充電されたエネルギーの保持時間は30～60秒程度である。

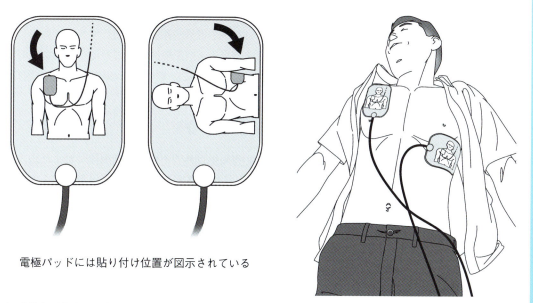

電極パッドには貼り付け位置が図示されている

〔日本救急医療財団心肺蘇生法委員会監：改訂5版 救急蘇生法の指針2015（医療従事者用），へるす出版，東京，2016．より引用〕

● 小児用パッド

未就学児では小児用パッドを用い，小学生以上に対しては成人用パッドを使用する。

● AEDの点検

バッテリーの寿命と，電極パッドの有効期限には十分注意すべきである。

② 電気ショック

　身体に強力な電流を流すと，電気的に無秩序な収縮と拡張をくり返していた心臓にも突然脱分極が生じ，心筋はいっせいに収縮する。したがって，心室細動のような不規則で無秩序な収縮であっても瞬時に消失し，再び秩序ある規則正しい収縮が新しく生じる。

　電気ショックには心室細動/無脈性心室頻拍に対する電気的除細動（非同期電気ショック）と心室細動/無脈性心室頻拍以外の不整脈，たとえば心房細動などに対するカルディオバージョン（同期電気ショック）がある。

♥ 電気的除細動（非同期電気ショック）

　心室細動に陥れば脳への血流が途絶え，人は6〜8秒で意識がなくなる。1分につき7〜10%の割合で救命率が低下するので直ちに胸骨圧迫を行いながら電気的除細動を施行すべきである。心室細動に陥ってすでに時間が経過し，心電図モニター上でもp.105の図①のごとく小さな基線の揺れを認めるにすぎないようなものは，除細動が無効なこともある。質の高い心肺蘇生を2分間行い，再解析と必要があれば再度の電気的除細動を行う。

♥ カルディオバージョン（同期電気ショック）

　カルディオバージョンとは，心室細動/無脈性心室頻拍以外の不整脈を洞調律に戻すため，心室細動を起こしやすい受攻期を避け，心電図上のQRS波の下降脚に同期させて刺激放電を加えるものをいう。同期電気ショックとも表現する。

　心室頻拍，上室性頻拍，心房細動，心房粗動などがこの対象となるが，これらカルディオバージョンを行う患者は意識清明であり，十分時間的余裕もある。よって，同期を正確に行わせるよう患者に心電図用の電極をしっかりと取り付け，患者に十分な説明をしたうえで必要に応じて鎮静して行うべきである。

　電気的除細動もカルディオバージョンも実際の電撃（通電）操作は大差ないが，カルディオバージョンは反復性リエントリーの循環を停止させるのみであるのに対し，電気的除細動は心房と心室両方の細動粗動を起こしている心筋全体を脱分極させる。

電気ショックの適応と出力

電気ショック (DCショック)	電気的除細動 (非同期電気ショック)	……心室細動/無脈性心室頻拍（150J〜）
	カルディオバージョン (同期電気ショック)	心室頻拍（100J〜） 上室性頻拍（50〜100J） 心房細動（120J〜） 心房粗動（50〜100J）

（Watt-Second：W.S＝Joule＝$\frac{1}{2}CV^2$）　（DC：direct current）

Ⅷ章 緊急時対処の基本的手技

カルディオバージョンの適応		
心室頻拍 上室性頻拍	}	薬物療法無効の場合
心房粗動		1：1伝導，1：2伝導など頻拍で薬物療法無効の場合
心房細動		僧帽弁狭窄症の術後6週間以内のもの 薬物療法無効の発作性心房細動 発症2年以内の心房細動 心不全症状のある薬剤無効の頻脈傾向のある心房細動

カルディオバージョンの禁忌
洞頻脈，ジギタリス中毒の頻拍，反復性上室性頻拍，2年以上続く心房細動

カルディオバージョン時のモニター心電図

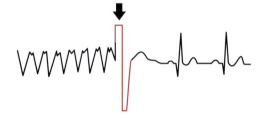

心室細動の振幅

fine（細）

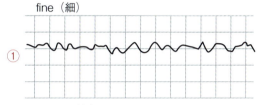

coarse（粗）

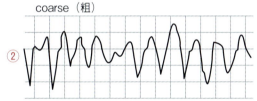

①，②ともに心室細動であるが②coarseのほうが比較的治療に反応しやすい（振幅0.2mV以下での生存率は数％）。

💙 電気ショックの実際

A　電気的除細動

- 心電図上，心室細動であることを確認する。
- 胸骨圧迫と人工呼吸を行いつつ電気的除細動を準備する。

①除細動器の出力を150Jに設定する。
②電極を確認する。電極と皮膚の間にジェルパッドを置くか，ペーストを塗る。または，電極パッドを貼る。
③手足などがベッドの金属部分に触れていないか確認する。
④術者以外は全員ベッドより離れる。
⑤通電時には必ず声をかける。
⑥通電する。
⑦心電図上，洞調律に復帰していることを確認する。
⑧無効の場合は①より150J以上で再度試みる。さらに無効の場合は150J以上で再々度試みる。

B　カルディオバージョン

①カルディオバージョンの必要性を説明する。
②心電図同期装置のコードをセットし，安定した心電図が得られることを確認する。
③呼吸および舌根沈下に注意しつつ静脈麻酔をかける。
④除細動器の出力を適応のJ数に設定する。
⑤通電する。
⑥心電図上，洞調律に復帰していることを確認する。
⑦無効の場合は出力を1段階上げて再度試みる。

心室細動に対する除細動

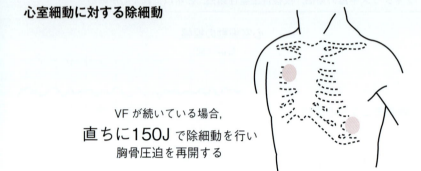

VFが続いている場合，
直ちに150Jで除細動を行い
胸骨圧迫を再開する

apex-base 通電
第2〜3肋骨間胸骨右縁と心尖下端前腋窩線上
（胸部誘導のV₁とV₄の位置に置いてもよい）

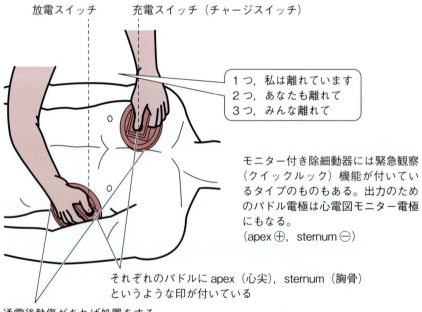

放電スイッチ　充電スイッチ（チャージスイッチ）

1つ，私は離れています
2つ，あなたも離れて
3つ，みんな離れて

モニター付き除細動器には緊急観察（クイックルック）機能が付いているタイプのものもある。出力のためのパドル電極は心電図モニター電極にもなる。
(apex ⊕, sternum ⊖)

それぞれのパドルにapex（心尖），sternum（胸骨）というような印が付いている

通電後熱傷があれば処置をする。
パーマネントペースメーカーを植え込まれた人への除細動は，ペースメーカーのジェネレーターから電極を少なくとも3cm以上離して除細動する。

3 経皮ペーシング

　突然の心停止や緊急の徐脈に対して，確実な経静脈ペーシングまでの間，あるいは薬物療法による対応の間，体表面に置いた電極によって緊急的に行うペーシング法である。
　除細動器にペーシング機能が組み込まれた器械を用いて，除細動用（AED用）の電極を経皮ペーシングの電極として使用する。

パッドの貼り付け位置

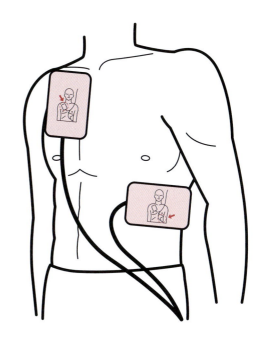

　電極パッドを使用する場合は，通常，1枚のパッドを右前胸部に装着し，もう1枚を腋窩部より5〜8cmほど下に装着する。なお，前胸部と背面に装着する場合もある。
　通常，電極近くの筋肉が刺激に一致してピクピク収縮する。

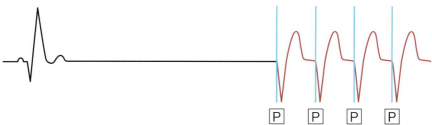

　モニター心電図上でペーシング P に対応した波形が出ているかどうかを確認する。
　良好なペーシングが行われたらペーシング波形に続いてQRS波やT波が同期して出現する。

　経皮ペーシングは特殊な設備がなくても，また経験が浅くとも安全かつ迅速に施行できるが，長時間施行するものではなく，可及的速やかに適度な経静脈ペーシングに切り替えるべきである。

4 経静脈ペーシング

　ペースメーカー療法にはジェネレーターを皮下に植え込む恒久的ペーシング（パーマネントペーシング）と，ジェネレーターを体外に置いて一時的なペーシングを行う一時的ペーシング（temporary pacing）があるが，いきなりパーマネントペーシングが施行されることは少なく，まずは後者を試みる。常に緊急性を伴うが，一般的な経静脈ペーシングではカテーテルを心腔内に入れる必要があるため，カテーテル刺激による心室細動の危険性もあり慎重な操作が必要である。緊急ペーシングはほとんど経静脈的なアプローチによりなされる。

● 電極別人工ペーシングの分類

一時的ペーシング（体外式）
- 経静脈的電極，心外膜電極（開心術時），経皮体表電極（緊急時），経胸壁穿刺電極　（緊急時）

パーマネントペーシング（皮下埋込み式）
- 経静脈的電極，心外膜電極

♥経静脈ペーシングの適応

- 徐脈性不整脈（洞不全症候群，2度以上の房室ブロック，徐脈性心房粗動）→これらは心拍出量低下に伴い，心不全や Adams-Stokes 発作を起こしやすい。
- 予防的挿入（急性心筋梗塞発症時，心臓手術時）

♥経静脈ペーシングの実際

①穿刺部に局所麻酔を行う。
②大腿静脈，あるいは鎖骨下静脈，頸静脈を穿刺する。
③ガイドワイヤーを挿入し，穿刺針を抜去する。
④カテーテル・イントロデューサーのシースをダイレーターにかぶせ，これをガイドワイヤーを軸にして血管内に入れる。
⑤シースのみを残し，ダイレーターとガイドワイヤーを抜去する。
⑥ペーシングカテーテルを心電図（前胸部誘導）に接続する。
⑦カテーテルを挿入し，バルーンを膨らませる。
⑧バルーンを血流にのせて右心房へカテーテルを進める。
⑨右房内挿入で心電図振幅が大きくなり，尖ったP波（A波）が出現する〈右頁，図Ⓐ〉。
⑩さらに右心室内挿入でQRS波が増大し，心室内電位が出現するのを確認する〈右頁，図Ⓑ〉。
⑪さらに進め，障害電流（ST上昇）が認められた位置が右室壁である〈右頁，図Ⓒ〉。
⑫バルーンを虚脱させここでカテーテルを留置する。
⑬カテーテルをペースメーカーに接続する。

● バルーン型双極ペーシングカテーテル

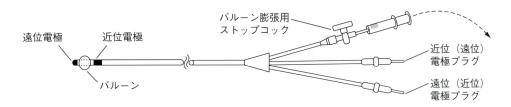

　空気を入れてバルーンを膨らませ，カテーテルを血流にのせて大静脈から右心房，右心室へと進めて，バルーンをしぼませてカテーテル先端を右心室内に留置する。

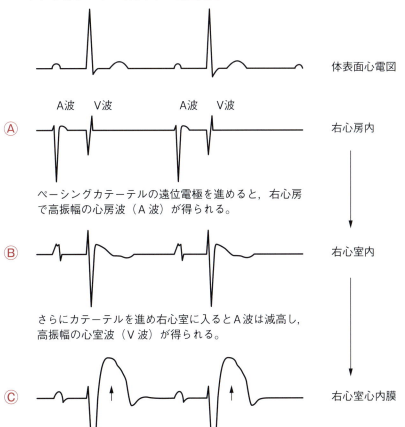

💙 シングルチャンバーペーシングとデュアルチャンバーペーシング

　一般に緊急時はペーシングカテーテルが1本のシングルチャンバーペーシング，すなわち心室ペーシングで十分であるが，シングルチャンバーペーシングで十分な拍出量が得られない場合やパーマネントペースメーカーの植え込みにあたり，より生理的なペーシングを行う必要がある場合にデュアルチャンバーペーシングが行われる。

　チャンバー（chamber）とは室，房，箱の意味であり，デュアル（dual）は2つの意味。すなわちデュアルチャンバーペーシングとは，心房，心室，両方にカテーテルを留置し心房，心室それぞれでペーシングを行うことである（なお，p.66の両心室ペーシングとは区別する）。

　デュアルチャンバーペーシングの適応は房室伝導系の異常(①SSS，②Mobitz II型房室ブロック，③完全房室ブロック)，禁忌は①上室性頻拍，②心房細動，③心房粗動である。

💙 シングルチャンバーペーシング

　ここでは緊急時のシングルチャンバーペーシングについて解説する。緊急時にはデマンドモード（VVI，心室で制御をし，心室で自己心拍を感知し，自己心拍が出たときには抑制反応をするモード）で十分である。

シングルチャンバー単極ペーシングの手順例

①出力（output pulse）を0V，感度（sensitivity）を20mV，心拍数設定を自己心拍より少なく設定する。

②心房もしくは心室の電極を〈−，active〉に，不関電極（皮下組織からの電極）を〈＋，active〉につなぐ。

③functionをデマンドモード（VVI）にする。ただしセンシング不良時や余分なノイズが入るときは非同期モード（VOO）を用いる。

④stimのランプがパルスに同期して点滅していることを確認する。

⑤senseのランプが自己心拍に同期して点滅するまで，感度を上げていく（設定値を20mVから下げていく）。センシングしはじめたところがセンシング閾値である。これより1〜2mV高感度（小さい値）にしておく。

⑥rateを自己心拍より多くして出力を上げていく。ペーシングしはじめる最低有効値をみつける（この値が刺激閾値となる），これより2〜4V上の出力にしておく。

⑦rateを設定する。

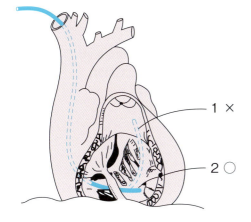

ペーシングカテーテルの留置部位を
X線で確認する

静脈穿刺に続いて catheter electrode を右心室内に進めるが，右心室内腔に入ればどこでもペーシングは可能である。しかし，安定したペーシングのためには，左図の2に示すようにカテーテル先端を moderator band を越えて右心室内心尖に挿入留置しなければならない。左図の1のように右心室流出路に留置するのは心室性期外収縮を発生させること，固定が不安定であること，閾値が高いこと，デマンド機能が作動しにくいことなどの理由により好ましくない。

中隔ペーシング：左右両心室の中隔にスクリューイン電極を入れてペーシングを行う場合は，カテーテル電極の先端が少し高くなる。

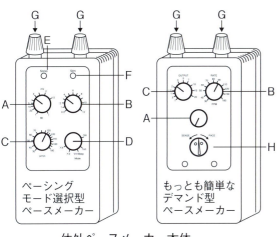

体外ペースメーカー本体

A：感度ダイヤル
　　センシング閾値を測定し，オーバーセンシングしない最小値に感度を設定する。
B：刺激頻度設定ダイヤル
　　1分間のペーシング回数を設定する。
C：出力設定ダイヤル
　　ペーシング閾値を測定し，2～4倍に出力を設定する。
D：スイッチおよびモード設定ダイヤル
　　頻回刺激時には High Rate モードを使用する。
E：感知ランプ
　　自己心拍を感知すると点滅する。
F：刺激ランプ
　　刺激（出力）すると点滅する。
G：電極接続部
　　カテーテル先端の電極が（−）となるように接続する。
H：作動状況チェックメーター
　　ペーシングするときはF（刺激ランプ）が点滅し，感知してペーシングを休むときはE（感知ランプ）が点滅する。

モニター波形一覧

No	波 形	ページ
1	呼吸性動揺	3
2	コネクター接続不良	3
3	交流障害	3
4	筋電図混入	3
5	正常洞調律	7
6	洞房ブロック（房室結合部調律），比較的上部	7
7	洞房ブロック（房室結合部調律），比較的下部	7
8	洞性徐脈を呈するスポーツ心臓	7
9	正常洞調律	9
10	洞性徐脈	9
11	高度房室ブロック（2：1）	9
12	洞性頻脈	9
13	心室細動	19
14	心室細動	19
15	心室性期外収縮（short run）	19
16	心室細動	19
17	無脈性心室頻拍	19
18	無脈性電気活動	21
19	頻拍性 PEA	21
20	徐拍性 PEA	21
21	心静止	21
22	心室頻拍	25
23	心室頻拍	25
24	促進性心室固有調律（AIVR）	25
25	トルサード・ド・ポアンツ	25
26	トルサード・ド・ポアンツ	27
27	トルサード・ド・ポアンツ	27
28	Brugada 症候群	27
29	正常洞調律（ハムの混入）	29
30	洞性頻脈	29
31	心房細動	29
32	発作性上室性頻拍	29
33	心房粗動	31
34	心房粗動（頻拍発作）	31
35	心房粗動	31
36	心房細動	31
37	正常洞調律	33
38	発作性上室性頻拍	33
39	洞性頻脈	33
40	洞性徐脈	33

No	波 形	ページ
41	WPW 症候群（上室性頻拍発作）	35
42	WPW 症候群	35
43	WPW 症候群（心房細動発作）	35
44	LGL 症候群	35
45	偽性心室頻拍（比較的徐脈例）	37
46	偽性心室頻拍（高度頻拍例）	37
47	心室頻拍（持続性）	37
48	心室頻拍（非持続性）	37
49	正常洞調律	43
50	洞房ブロック	43
51	洞房ブロック	43
52	洞不全症候群	43
53	正常洞調律	45
54	1 度房室ブロック	45
55	1 度房室ブロック	45
56	正常洞調律	47
57	2 度房室ブロック（Wenckebach 型）	47
58	2 度房室ブロック（Mobitz Ⅱ型）	47
59	2 度房室ブロック（Wenckebach 型）	47
60	正常洞調律	49
61	2 度房室ブロック（Mobitz Ⅱ型）	49
62	2 度房室ブロック（Mobitz Ⅱ型）	49
63	1 度房室ブロック	49
64	上室性頻拍に合併した2：1 房室ブロック	51
65	高度房室ブロック（2：1）	51
66	高度房室ブロック（3：1）	51
67	2 度房室ブロック（Mobitz Ⅱ型）	51
68	正常洞調律（頻脈）	53
69	3 度房室ブロック（房室接合部補充調律）	53
70	3 度房室ブロック（補充調律）	53
71	高度房室ブロック（2：1）	53
72	正常洞調律	55
73	洞不全症候群（SSS）	55
74	洞不全症候群（SSS）	55
75	洞不全症候群（SSS）	55
76	ペーシング波形	59
77	ペーシング波形（障害電流による ST 上昇）	59
78	心室頻拍	59
79	ペーシング波形	59

monitor corrugated list

No	波　形	ページ
80	正常ペーシング	61
81	ペーシング不全	61
82	ペーシング不全	61
83	ペーシング不全	61
84	正常ペーシング	63
85	センシング不全	63
86	正常ペーシング（デマンド）	63
87	正常ペーシング（デマンド）	63
88	正常洞調律	65
89	心室ペーシング波形	65
90	心房ペーシング波形	65
91	心房心室ペーシング波形	65
92	QRS 幅の広い脚ブロック（重症心不全）	67
93	脚ブロック→ CRT	67
94	脚ブロック	67
95	QRS 幅の広い脚ブロック（重症心不全）→ CRT	67
96	心室細動（電気ショック：有効）→正常	69
97	心室頻拍（抗頻拍ペーシング：有効）→正常	69
98	頻拍発作→抗頻拍ペーシング（無効）→頻拍発作→カルディオバージョン→正常	69
99	心室頻拍（抗頻拍ペーシング：有効）→正常	69
100	心室細動（トルサード・ド・ポアンツ）→除細動→ペーシング	71
101	心室頻拍→カルディオバージョン→ペーシング	71
102	心室細動→除細動→ペーシング	71
103	心室頻拍→抗頻拍ペーシング（無効）→心室頻拍→カルディオバージョン→ペーシング	71
104	上室性期外収縮	75
105	正常洞調律	75
106	上室性期外収縮	75
107	上室性期外収縮	75
108	上室性期外収縮	77
109	心室性期外収縮（代償性休止を伴う）	77
110	心室性期外収縮（間入性）	77
111	R on T 型心室性期外収縮による心室細動	77
112	心室性期外収縮（short run 型 VPC）	79

No	波　形	ページ
113	心室性期外収縮（paired VPC）	79
114	上室性期外収縮	79
115	心室性期外収縮（二方向性 VPC）	79
116	二段脈	81
117	四段脈	81
118	正常洞調律	81
119	心室性期外収縮	81
120	脚ブロック（正常洞調律）	83
121	脚ブロック（正常洞調律）	83
122	心室性期外収縮	83
123	正常洞調律→頻脈による脚ブロック	83
124	副収縮	85
125	融合収縮	85
126	洞停止→補充調律	85
127	ペーシングオフ→補充調律	85
128	心房細動完全房室ブロック（心室補充調律）	87
129	洞房ブロック房室接合部補充収縮（二段脈）	87
130	上室性期外収縮変行伝導（右脚ブロックパターン）	87
131	上室性期外収縮変行伝導（左脚ブロックパターン）（右脚ブロックパターン）	87
132	正常	91
133	狭心症（ST 低下）	91
134	急性膵炎（ST 低下）	91
135	ジギタリス効果（ST の盆状低下）	91
136	急性心筋梗塞（ST 上昇と異常 Q 波）	93
137	急性心筋梗塞（ST 上昇と異常 Q 波）	93
138	ペーシング波形	93
139	心筋梗塞（冠性 T 波）	93
140	正常洞調律	97
141	高カリウム血症	97
142	重症高カリウム血症	97
143	高カリウム血症末期	97
144	正常 P 波	99
145	肺性 P 波	99
146	僧帽性 P 波	99
147	移動性ペースメーカー	99

索引

A

aberrant ventricular conduction　86
accelerated idioventricular rhythm　85
ACE 阻害薬　96
ACS　92
acute coronary syndrome　92
Adams-Stokes 症候群　55
Adams-Stokes 発作　43, 49, 55
advanced A-V block　50
AED　102
AF　28
AFL　30
AIVR　25, 85
all-or-none law　59
apex-base 通電　106
A-R state　65
artifact　3
asystole　20
AT　38
atrial capture　87
atrial fibrillation　28
atrial flutter　30
atrio-ventricular block　44
atrioventricular dissociation　86
atrio-ventricular reciprocating tachycardia　35
automated external defibrillator　102
A-V state　65
aV_F　13, 14
aV_L　13, 14
AVNRT　12, 38
aV_R　13, 14
AVRT　12, 35, 38
A 波　109

B

bigeminy　80
Brugada 症候群　27, 69
bundle branch block　82

C

cardiac resynchronization therapy　66
carotid sinus syndrome　21
catheter electrode　111
cerebral T wave　96
chamber　110
coarse　105
coupling interval　81
CRT　66, 67, 82
CRT-D　70
CSS　21

D

DC ショック　104
DDD ペーシングのモード　65
DDD ペースメーカー　64
DES　95

E

Einthoven　2
　──の三角形　13
electro-magnetic-interference　72
EMI　72
EPS　36, 54
escape beat　84
escape interval　84
escape rhythm　84

F

fine　105
fusion beat　84
f 波　28, 29
F 波　30

H

His 束心電図検査　53
hum　3
hydrogen ion acidosis　20
hyperacute T　93, 97
hyperkalemia　20
hypoglycemia　20
hypokalemia　20
hypothermia　20
hypovolemia　20
hypoxia　20

I

IART　12
ICD　68
　──の機能　68
implantable cardioveter defibrillator　68
isobolic system　59

J

James 線維　35
Jervell and Lange-Nielsen 症候群　27
Joule　104
J 点　11, 93

K

Kent 束　12, 34, 38

L

LAD　13, 94
large tip カテーテル　39
LBBB　82
LCA　94
LCX　94
left axis deviasion　13
LGL 症候群　35
LMT　94
Lown-Ganong-Levine syndrome　35

M

Mobitz Ⅰ型 2 度房室ブロック　46
Mobitz Ⅱ型 2 度房室ブロック　48, 49
moderator band　111
multiple　79

N

narrow QRS tachycardia　36
NBG コード分類　72

P

P　5
P mitrale　99
P pulmonale　99
PAD　102
paired VPC　79
parasystole　84
paroxysmal supraventricular tachycardia　36
PCI　95
PEA　20, 21
point　26
P-Q 区間　6
P-Q 時間　6, 45

115

P-R state   65
P-R 時間   45
pseudo VT   36
PSVT   36
PTCA   95
PTCR   95
public access defibrillation   102
pulseless electrical activity   20
pulseless ventricular tachycardia
　　18
pulseless VT   18
Purkinje 線維網   10
P-V state   65
P 波   4, 11
　　――の消失   96
　　――の尖鋭化   98
　　陰性――   5
　　僧帽性――   15, 98, 99
　　二相性――   5
　　二峰性――   98
　　肺性――   15, 99
　　陽性――   5
P 幅   6

Q

QRS   5
　　――の尖端   26
　　幅広い――   36, 37
QRS 波   4, 11
　　幅広い――   24, 82
QRS 幅   6
　　――の増大   96
　　――の広い脚ブロック   67
　　――の広い上室性頻拍   33
QS パターン   5
QT 延長症候群   18, 19, 27
　　後天性――   27
　　孤発性――   27
　　特発性――   27
QT 時間   6

R

R on T 型心室性期外収縮   18, 77
RAD   13
rapid response   29
rate dependent な脚ブロック   83
RBBB   82
RCA   94
reentry   11
reperfusion injury   92
right axis deviation   13

Romano-Ward 症候群   19, 27
R-R 間隔   28, 43
　　――が一定な心房細動   29
Rubenstein の洞不全症候群の分類
　　42, 54

S

SANRT   12
short run   19, 78
short run 型 24
　　――VPC   79
　　――心室性期外収縮   78
sick sinus syndrome   54
sino atrial block   42
sinus arrest   42
spasm   11
sporadic   79
SSS   54, 55
ST   5
ST 上昇   92
　　――型急性冠症候群   92
　　――型心筋梗塞   92
　　――の特徴   93
　　コーブド型――   69
　　サドルバック型――   27, 69
　　接合部性――   93
ST 低下   90
ST 部分   11
supraventricular premature
　　contraction   74
supraventricular tachycardia   32
SVT   32
S 波の増強   96

T

T   5
tamponade   20
tension pneumothorax   20
threshold   59
thrombosis coronary   20
thrombosis pulmonary   20
torsade de pointes   25, 26, 27
toxin   20
trauma   20
trigeminy   80
triggered activity   26
T 波   4, 11, 77
　　――の陰性化   97
　　――の尖鋭化   96, 97
　　――の平低化   96, 97
　　陰性――   5, 96

　　冠性――   92, 93, 97
　　巨大陰性――   97
　　超急性期――   97
　　テント状――   96, 97
　　二相性――   5
　　脳性――   96
　　陽性――   5

U

U   5
U 波   4
　　――の増高   96

V

V₁   13, 14
V₂   13, 14
V₃   13, 14
V₄   13, 14
V₅   13, 14
V₆   13, 14
ventricular fibrillation   18
ventricular premature contraction
　　76
ventricular tachycardia   24
VF   18
VPC   76
　　paired ――   79
　　short run 型――   79
　　二方向性――   79
VT   24, 38
　　pseudo――   36
　　pulseless ――   18
vulnerable period   77
V 波   109

W

wandering pacemaker   99
Watt-Second   104
Wenckebach 型 2 度房室ブロック
　　46, 47
Wenckebach 周期   47
wide QRS tachycardia   36
Wolf-Parkinson-White syndrome
　　34
WPW 症候群   34, 35, 36

INDEX

アーチファクト　3
アイントーベンの三角形　2, 13
アシドーシス　20, 96
安静時狭心症　91
アンダーセンシング　62, 63

い

息切れ　72
閾値　59
異型狭心症　11, 90, 91
異常 Q 波　15, 92
　　──の基準　93
異常波形　3
異所性心房頻拍　12
一時的ペーシング　58, 108
1 度房室ブロック　44, 45
Ⅰ誘導　2, 13, 14
1 枝ブロック　83
1：1 伝導　31
移動性ペースメーカー　99
陰性 P 波　5
陰性 T 波　5, 96
陰性 U 波　5
陰性波　5

う

植込み型除細動器　68
植込み型ペースメーカー　72
右脚　10
右脚ブロック　82
右軸偏位　13
右室異形成症　24
右室枝　10, 94
右室肥大　15
うっ血性心不全　8, 29
右房負荷　15, 98
運動選手　8, 51

鋭角枝　10, 94
円錐枝　10, 94

オーバーセンシング　111
音声案内　103

回帰収縮　12
回帰性頻拍　11
外傷　20
下位中枢　52, 53, 84
ガイドワイヤー　108
拡張型心筋症　24, 71
カテーテル　38
　　large tip──　39
　　電位記録用──　39
　　バルーン型双極ペーシング──
　　　　109
カテーテル・イントロデューサー
　　108
カテーテルアブレーション　33, 38
下壁梗塞　9
カリウム保持性利尿薬　96
カルディオバージョン
　　25, 31, 104, 106
　　──の禁忌　105
　　──の適応　105
冠性 T 波　92, 93, 97
完全脚ブロック　83
感染症　96
完全房室ブロック　38, 52, 53, 84
感知　68
　　──部位　72
　　──ランプ　111
感度　110
　　──ダイヤル　111
冠動脈　10
　　──狭窄　94
　　──造影検査　94
　　──閉塞　38, 94
　　──攣縮　38
貫壁性心筋虚血　11

偽性心室頻拍　34, 35, 36, 37
基線　4, 5
起電力消失　15
脚ブロック　82
逆方向性 AVRT　35
急性冠症候群　20, 92
　　非 ST 上昇型──　92
急性心筋梗塞　19, 44, 85, 92, 93
急性膵炎　90
胸骨圧迫　18, 21, 104, 106
狭心症　75, 90, 91
　　──の分類　91

　　安静時──　91
　　異型──　11, 90, 91
　　不安定──　91, 92
　　労作性──　11, 91
胸痛　24, 91
胸部誘導　2, 13
虚血　15
虚血性心疾患　66, 78, 93, 94
巨大陰性 T 波　97
記録感度　7
記録紙　7, 45
緊張性気胸　20
筋電図混入　3, 29

くも膜下出血　96, 97
グループビート　80, 81

経静脈ペーシング　108
　　──の適応　108
頸動脈洞症候群　21
経皮的冠動脈インターベンション
　　92, 95
経皮的経管的冠動脈形成術　95
経皮的経管的冠動脈血栓溶解療法
　　95
経皮ペーシング　107
撃発活動　12, 26
血圧低下　21, 24
血清カリウム値　96
血栓塞栓症　28

後下行枝　10, 94
高カリウム血症　20, 96, 97
　　重症──　97
交感神経　21
恒久的ペーシング　58, 108
高血圧症　75
後結節間路　10
高周波心筋焼灼術　38
甲状腺機能亢進症　8, 75
甲状腺機能低下症　9
抗徐脈刺激　68
向精神薬　27
拘束型心筋症　71
後側壁枝　10, 94
後天性 QT 延長症候群　27
高度房室ブロック　50, 51

117

抗頻拍機能　72
抗頻拍刺激　68
抗頻拍ペーシング　68
抗不整脈薬　25, 27, 76
交流障害　3
高齢者　8
コーブド型 ST 上昇　69
呼吸困難　24
呼吸性動揺　3
コネクター接続不良　3
孤発性 QT 延長症候群　27
コロナリーインターベンション
　　　　　　　　　　　　95

再灌流障害　92
最大心拍数　9
再分極　4, 6, 11
左回旋枝　10, 95
左脚後肢　10
左脚前肢　10
左脚ブロック　82
左軸偏位　13
左室駆出率　66
左室肥大　5, 15, 97
左前下行枝　10, 94
サドルバック型 ST 上昇　27, 69
左房負荷　15, 98
サルコイドーシス　24
3 枝ブロック　83
3：1の房室ブロック　51
三段脈　80
3 度房室ブロック　52, 53
　　──の予後　53
散発性　79
　　──心室性期外収縮　79
Ⅲ誘導　2, 13, 14

し

ジェネレーター　58
ジギタリス　85
　　──効果　91, 97
　　──中毒　47, 53, 80
　　──投与　90
刺激伝導系　6, 10, 11, 82
刺激部位　72
刺激ランプ　111
自己心拍　60, 62
四肢誘導　2, 13
持続性心室頻拍　24, 37
6H　20

6T　20
失神　8, 26
失神発作　21, 55
自動体外式除細動器　102
自動能亢進　12
重症高カリウム血症　97
重症心不全　67
12 誘導　13, 82
　　──心電図自動解析装置　15
受攻期　27, 76, 77, 81
出力　110
　　──設定ダイヤル　111
循環血液量減少　20
障害電流　59
消化管出血　96
上室性期外収縮　74
　　──変行伝導　87
上室性頻拍　32, 104
　　──の分類　12
　　　発作性──　32, 33, 36
焼灼原理　39
小児用パッド　103
除細動　18, 102
　　──機能　68
ショック　8
徐拍性 PEA　21
徐脈頻脈症候群　54, 55
自律神経　6
心悸亢進　24
心筋炎　85
心筋虚血　97
心筋梗塞　5, 15, 24, 47, 53, 78,
　　　　　　　　　90, 92, 97
　　──の典型例　93
　　ST 上昇型──　92
　　急性──　19, 44, 85, 92, 93
　　非 ST 上昇型──　91
心筋症　66, 71
　　拡張型──　24, 77
　　拘束型──　71
　　たこつぼ──　97
　　肥大型──　24, 71, 97
　　不整脈原性右室──　71
心筋障害　15
心筋マーカー　92
シングルチャンバーペーシング
　　　　　　　　　　　　110
人工ペースメーカー　58
心室応答　36
心室細動　18, 19, 24, 68, 69, 76,
　　　　　　　　　102, 104
　　──に対する除細動　106

　　──の振幅　105
心室性期外収縮　76
　　R on T 型──　18, 77
　　short run 型──　78
　　散発性──　79
　　多源性──　18, 79
　　多発性──　18, 79
　　二方向性──　78
心室内変行伝導　75, 86
心室波　109
心室頻拍　18, 24, 25, 38, 68, 104
　　偽性──　34, 35, 36, 37
　　持続性──　24, 37
　　非持続性──　37
　　非持続性多形性──　26
　　無脈性──　18, 19, 104
心室副収縮　84
心室ペーシング波形　65
心室捕捉　87
心静止　20, 21
心臓手術後　53
心臓震盪　77
心臓同期療法　66
心臓突然死　92, 102
心臓の電気的位置　13
心タンポナーデ　20, 38
心内膜下虚血　5
心内膜下梗塞　97
心内膜線維化　5
心拍応答型ペースメーカー　72
心拍応答機能　72
腎不全　96
心房興奮　86
心房細動　19, 28, 29, 36, 104
　　──の症状　29
　　R-R 間隔が一定な──　29
　　発作性──　75
心房枝　10
心房心室ペーシング波形　65
心房粗細動　30
心房粗動　30, 31, 38, 104
心房内リエントリー性頻拍　12
心房波　109
心房頻拍　38
心房負荷　98
心房ペーシング波形　65

ステント　95
ストレイン　97
スポーツ心臓　7, 9

INDEX

正常電気軸　13
正常洞調律　6, 7
生存蘇率　102
正方向性 AVRT　34, 35
生理的ペースメーカー　72
接合部性 ST 上昇　93
絶対不整脈　28
前 Bachmann 束　10
全か無かの法則　59
前結節間路　10
センシング部位　64
センシング不全　60, 62, 63
先天性心疾患術後　24

双極　59
双極誘導　2
僧帽性 P 波　15, 98, 99
僧帽弁狭窄症　75
僧帽弁膜症　98
促進性心室固有調律　25, 85
促進性房室接合部調律　84
速伝導路　12

た

第 1 対角枝　10, 94
体外ペースメーカー本体　111
待機機能　62
代償性休止　77
第 2 対角枝　10, 94
ダイレーター　108
多源性心室性期外収縮　18, 79
たこつぼ心筋症　97
脱分極　4, 6, 11
多発性　79
　──心室性期外収縮　18, 79
単極　59
単極胸部誘導　14
単極肢誘導　14

致死性不整脈　68, 78
遅伝導路　12
チャンバー　110
中隔枝　10, 94
中結節間路　10
中枢神経障害　27
超急性期 T 波　97

て

低アルドステロン症　96
低カリウム血症　20, 27, 96
低カルシウム血症　27
低血糖　20
低酸素血症　20
低体温　20
低マグネシウム血症　27
デマンド機能　59, 60, 62, 63
デマンドペースメーカー　62
デマンドモード　110
デュアルチャンバーペーシング
　　　　　　　　　　110
デルタ波　34, 35, 36
テレメーター心電図　13
電位記録用カテーテル　39
電気軸　13
電気ショック　104
電気生理学的検査　36, 54
電気的除細動　104, 105
電極の位置　2
電極の付け方　14
電極パッド　103, 107
電極別人工ペーシングの分類
　　　　　　　　　　108
電磁干渉　72
テント状 T 波　96, 97
テンポラリーペーシング　58, 108

動悸　29, 32, 72
同期電気ショック　104
洞結節　10
　──自動能　6
　──リエントリー性頻拍　12
洞結節枝　10, 94
等興奮系　59
洞静止　84
洞性徐脈　8, 9
　──の限界　9
洞性頻脈　8, 9
洞停止　42, 54
等頻度房室干渉解離　86
洞不全症候群　9, 42, 54, 55
洞房ブロック　42, 43, 54, 84
特殊な上室性期外収縮　75
特発性 QT 延長症候群　27
特発性心室瘤　24
毒物　20
突然死　68

ドリフト　3
トルサード・ド・ポアンツ
　　　　　　18, 25, 26, 27
トロポニン I　92
トロポニン T　92
鈍角枝　10, 94

2 枝ブロック　83
二相性 P 波　5
二相性 T 波　5
2 : 1 伝導　31
2 : 1 の房室ブロック　51
二段脈　80, 81
2 度房室ブロック　46, 48
　　Mobitz Ⅰ型──　46
　　Mobitz Ⅱ型──　48, 49
　　Wenckebach 型──　46, 47
ニトログリセリン　90
二方向性 VPC　79
二方向性心室性期外収縮　78
二峰性 P 波　98
Ⅱ誘導　2, 13, 14

熱傷　96

脳血管障害　97
脳性 T 波　96
脳塞栓　29
ノッチ　82

パーマネントペーシング　58, 108
パーマネントペースメーカー　53
肺気腫症　75
肺高血圧症　98
肺性 P 波　15, 99
肺塞栓症　20
バックアップペーシング　70
幅広い QRS 波　24, 58, 82
幅広い QRS　36, 37
ハム　3, 29
バルーン型双極ペーシングカテーテル　109
半自動体外式除細動器　102
反応様式　72
反復性リエントリー　104

119

INDEX

ひ
非ST上昇型急性冠症候群　92
非ST上昇型心筋梗塞　91
非持続性心室頻拍　37
非持続性多形性心室頻拍　26
肥大型心筋症　24, 71, 97
左回旋枝　10, 95
左冠動脈　94
　——主幹部　10, 94
左前下行枝　10, 94
非同期電気ショック　104
頻拍性PEA　21

ふ
不安定狭心症　91, 92
不応期　11, 36, 75, 86, 87
不完全脚ブロック　83
不関電極　110
副収縮　84, 85
副腎機能不全　96
副伝導路　34, 37
不整脈原性右室心筋症　71
プログラム機能　72
プロタノール®L　55

へ
平均ベクトル　13
ペーシング　59
　——スパイク　59
　——部位　64
　——不全　58, 60
　——不全の発見　61
　——様式　64
　一時的——　58, 108
　経静脈——　108
　経皮——　107
　恒久的——　58, 108
　抗頻拍——　68
　シングルチャンバー——　110
　デュアルチャンバー——　110
　テンポラリー——　58, 108
　パーマネント——　58, 108
　バックアップ——　70
　両心室——　66, 67, 82
ペースメーカー　58
　——コード分類　72
　——症候群　72
　——治療　53, 55
　DDD——　64
　移動性——　99

植込み型——　72
人工——　58
心拍応答型——　72
生理的——　72
デマンド——　62
パーマネント——　53
弁膜症　24

ほ
房室解離　86
房室結節　10
　——リエントリー性頻拍　12, 38
房室結節枝　10, 94
房室接合部頻拍　84
房室ブロック　44
　完全——　38, 52, 53, 84
　高度——　50, 51
　3：1の——　51
　2：1の——　51
房室リエントリー性頻拍
　　　　　　　12, 35, 38
補充間隔　84
補充収縮　54, 84, 86, 87
補充調律　7, 52, 53, 84, 85
発作性上室性頻拍　32, 33, 36
発作性心房細動　75
発作性頻拍症　75
ホルター心電図　13

み
右冠動脈　10, 94

む
無脈性心室頻拍　18, 19, 104
無脈性電気活動　20, 21

め
メイズ手術　39
迷走神経　21, 99
　——刺激　8
めまい　8, 43, 55, 72

や
薬剤溶出性ステント　95

ゆ
融合収縮　84, 85
誘導の意味　13

よ
陽性P波　5
陽性T波　5
陽性波　5
四段脈　81

り
リウマチ性心筋炎　47
リウマチ熱　44, 51, 53
リエントリー　11, 12, 26, 30, 32
　——回路　12
　——発生機序　11
硫酸アトロピン　55
両心室ペーシング　66, 67, 82
　——機能付き植込み型除細動器
　　　　　　　　　　　　70
　——の適応　66

れ
連結期　79, 80, 81
攣縮　11, 91

ろ
労作性狭心症　11, 91
6H　20
6T　20

監 修

谷村　仲一（たにむら　ちゅういち）

2018 年現在：

・日本臨床内科医会理事

・京都内科医会理事

主な著書

1984 年　救急医療スタッフのためのプライマリーケアマニュアル（へるす出版）

1987 年　心電図モニター（へるす出版）

1988 年　病院の検査（テンタクル）

1988 年　心臓病のはなし（へるす出版）

1988 年　DOCTOR'S NOTE（へるす出版）

1992 年　救急応急処置 ME テキスト（日本光電）

1995 年　マンガでおぼえる救急処置（日本生活医学研究所）

1996 年　当直医ノート（中外医学社）

| JCOPY | 〈(社)出版者著作権管理機構 委託出版物〉 |

　本書の無断複写は著作権法上での例外を除き禁じられています。
複写される場合は，そのつど事前に，下記の許諾を得てください。
(社)出版者著作権管理機構
TEL. 03-5244-5088　FAX. 03-5244-5089　e-mail：info@jcopy.or.jp

〈検印省略〉

[改訂4版]
心電図モニター
ベッドサイドで役立つ波形の見方と緊急時対処の基本

定価（本体価格 2,300 円＋税）

1987年	1月23日	第1版第1刷発行
2002年	2月 8日	第1版第16刷発行
2004年	5月15日	第2版第1刷発行
2009年	2月13日	第2版第2刷発行
2011年	7月20日	第3版第1刷発行
2016年	6月15日	第3版第5刷発行
2018年	3月20日	第4版第1刷発行
2019年	8月20日	第4版第2刷発行
2021年	8月 2日	第4版第3刷発行

監　修 ── 谷村　伸一
編　集 ── 武田　聡
発行者 ── 佐藤　枢
発行所 ── 株式会社へるす出版
　　　　　〒164-0001　東京都中野区中野2-2-3
　　　　　Tel　03-3384-8035（販売）　03-3384-8155（編集）
　　　　　振替口座　00180-7-175971
　　　　　http://www.herusu-shuppan.co.jp
印刷所 ── 広研印刷株式会社

ISBN 978-4-89269-942-9　　　　　©Chuichi TANIMURA, 2018. Printed in Japan